经方剂量揭秘

主编　范吉平　程先宽

编委　韩振蕴　李　涛　章正祥

王玲玲　苏　芮

中国中医药出版社

·北　京·

图书在版编目（CIP）数据

经方剂量揭秘 / 范吉平，程先宽主编 . — 北京 : 中国
中医药出版社，2009.3（2025.2 重印）
ISBN 978-7-80231-632-4

Ⅰ . ①经… Ⅱ . ①范…②程… Ⅲ . 经方—剂量—
研究　Ⅳ . R289.2
中国版本图书馆 CIP 数据核字（2009）第 050567 号

中国中医药出版社出版

北京经济技术开发区科创十三街 31 号院二区 8 号楼
邮政编码　100176
传真　010-64405721
河北品睿印刷有限公司印刷
各地新华书店经销

开本 850×1168　1/32　印张 5.75　字数 109 千字
2009 年 3 月第 1 版　2025 年 2 月第 9 次印刷
书号　ISBN 978-7-80231-632-4

定价　28.00 元
网址　www.cptcm.com

服 务 热 线　010-64405510
购 书 热 线　010-89535836
维 权 打 假　010-64405753

微信服务号　zgzyycbs
微商城网址　https://kdt.im/LIdUGr
官方微博　http://e.weibo.com/cptcm
天猫旗舰店网址　https://zgzyycbs.tmall.com

如有印装质量问题请与本社出版部联系（010-64405510）

前　言

　　理、法、方、药是中医临床的基本理论体系，其中方药是治疗疾病的主要手段，而方剂的药物组成和剂量是影响临床疗效的重要因素，历代医家谓之"不传之秘"。《伤寒杂病论》载方260余首，由于组方法度严谨、临床疗效确切，对后世影响巨大，被誉为"经方"。但因年代久远，度量衡屡经变易，代有所改，悬殊极大，后世对经方剂量的折算众说纷纭，争执不下，一直都是中医界讨论的焦点，至今尚无定论。这在一定程度上影响了经方的应用及对现代中医临床处方的指导意义。我们认为对于经方剂量应实事求是，科学对待，详加考证，符合史籍记载及实物佐证，亦即符合历史度量衡沿革史实，使之经得起自然科学论证。

经方剂量折算，历代文献、医家多有记载及论述。但是，医书多为历代传抄，度量衡单位十分混乱，对经方剂量下的结论，多数都未阐明其依据是什么，常常出现乖异不一之处，甚至在一段话中，前后涉及不同时代、不同的单位制，更兼文献时有脱漏讹误，使得说法不一、差距明显。因此，对于医家论述，应该客观全面地看待，避免以偏概全。

《伤寒杂病论》方剂剂量一两究竟等于多少克，这本是史实。科学的态度是如实再现其原貌。而中医界不少医家却把《伤寒杂病论》方剂剂量的史实，与其剂量是否适用于今人的疑虑及个人使用的习惯混为一谈，结果是以主观的臆测取代了史实的考证。我们认为，应参考度量衡考证研究，实事求是，真正体现经方剂量本来面目。因此，对于经方剂量推定，要参考度量衡考证研究结果，反对臆断取代史实。根据考古方面度量衡研究的新进展推定经方剂量，既符合文献史籍记载，亦有实物佐证，应能反映经方的实际用量。至于经方实际用量是否适用于今人，执否定意见者有之，执肯定意见者亦有之，应该作为另一个问题加以探讨。

当今探讨经方剂量折算，目的是发挥经方的现实应用及指导意义。因此，这一过程必然要符合实践、认识、再实践、再认识的认知规律，而不能囿于从文献到文献的

"纸上谈兵"，重要的是通过客观认识经方剂量原貌，探讨经方组方法度、配伍规律对当今临床处方的意义。由史料、实物核算出来的数据，具有较大的可信度，但是还应接受医药科学实践的检验和佐证，有必要运用科学验证的方法，对经方剂量折算的确定进行实证。因此，经过不同折算剂量经方药效动物实验比较、经方不同折算剂量与当今临床处方比较、非标准重量单位计量药物与不同折算剂量标准重量单位计量药物经方配伍平衡性比较等方法，将为经方剂量的推定提供有益的实证。

　　总之，全面、客观对待经方剂量折算问题，开展经方剂量与现今度量衡折算实证研究，将为经方剂量的确定提供事实依据，从而加深对中医组方法度、药物配伍的认识，进一步对临床合理用药产生重要影响，特别是在新药研发、临床教学及实践中具有指导意义，促进中医治疗学的发展和进步，也为文献释疑提供一种思路和方法。

范吉平

2009 年 2 月

目　录

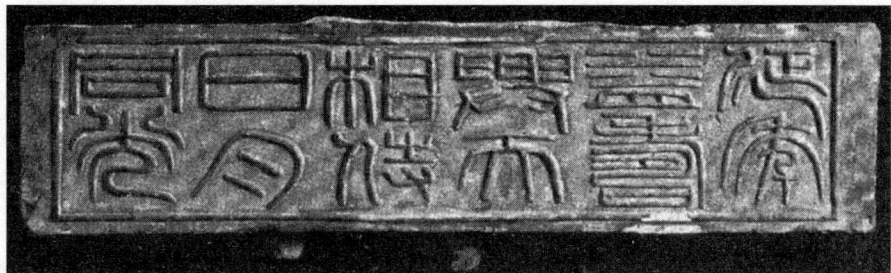

引　言

　　早在公元 1541 年，瑞士的 Paracelsus 就指出"所有物质都是有毒的，没有什么东西不是毒物。毒与药的区别在于正确的剂量。"我国对毒与药的认识更早，《周礼·天官》云："医师聚毒药以供医事。"《素问·脏气法时论》云："毒药攻邪，五谷为养，五果为助……""毒药"这一概念，反映了古人一方面对药物偏性已有所认识，而另一方面还不能很好利用。《礼记·曲礼》载："君有疾饮药，臣先尝之。亲有疾饮药，子先尝之。医不三世，不服其药。"由此可见，服药在当时是件很危险的事。《素问·五常政大论》云："病有久新，方有大小，有毒无毒，固宜常制矣。大毒治病，十去其七；小毒治病，十去其八；无毒治病，十去其九；谷肉果菜，食养尽之，无使过之，伤其正也。"这说明《内经》已认识到药物作用的两重性，有毒药物要严格控制，无毒药物也不能尽剂。宋代《圣济总录·杂疗门》

专列"中药毒"一项，其中不仅包括金石药中毒，其他如乌药、附子、巴豆、甘遂、大戟、藜芦、蜀椒、羊踯躅以及半夏、杏仁、桔梗等药引起的中毒，亦载录其间。明代《本草纲目》所载1892种药物中，性味下标明毒性者有350种之多；另一方面，标注毒性的药物又有"大毒"、"有毒"、"小毒"、"微毒"之别。

毒物学与药理学相互纠缠，密不可分，就如希腊药神阿斯克勒庇俄斯手中毒蛇缠绕的权杖。

以常见于文学戏剧，"臭名昭著"的砒霜为例，它是王者之毒、毒中之王。它可以利用某些途径侵入人体的细胞，与蛋白质联结，在分子水平造成巨大的混乱。只要摄取一点点，就会出现急性砷中毒的典型征兆——恶心、呕吐、腹泻、低血压，然后死亡。而长期小剂量摄取则会引起虚弱、精神错乱和瘫痪。

砒霜有时又是良药。公元前5世纪，希波克拉底用它来治疗溃疡。它也是1786年发明的"福勒溶液"的成分之一，这种药在其后的150年里用于治疗从哮喘到癌症的所有疾病。1890年，现代医学教育的奠基人威廉·奥斯勒就宣称"砒霜是治疗白血病的最佳药物"。1910年，一种砷化物又成为第一个治疗梅毒的有效药物，直至后来被青霉素取代。时至今日，它仍然是几种急性白血病的有效化学治疗剂。

其实对于任何物质，过量摄取都会引起麻烦。维生素A摄取过量，可能会伤害肝脏；过多的维生素D会损伤肾脏；

饮水过量会导致低钠血症，稀释血液中的盐分，妨碍大脑、心脏和肌肉的功能。甚至连氧也有邪恶的一面。氧与食物化合产生能量。但我们的身体也产生氧自由基，一种具有额外电子的原子，它会损害生物分子、DNA、蛋白质和脂肪。美国约翰斯·霍普金斯大学布鲁姆伯格公共卫生学院的毒物学家迈克尔·特鲁什曾经说："呼吸的生化代价是衰老"，"我们总在氧化着"，"氧是终极毒素"。也就是说，我们会在氧中"生锈"。

一种物质有毒与否关键在于剂量。剂量是一切药性、药效的基础，而所有的药性、药效都以剂量为制约或前提。中药剂量规定是传统经验的总结和现代药物检测实验技术的结合，是中医临床用药的指南。对于一般药物而言，剂量的控制，是使其既能发挥疗效，又不至于发生不良反应及浪费药材的保证。对于有毒性的中药而言，剂量更是安全用药的保证。西药剂量源于实验确定，来自于药理学、毒理学、临床试验等的总结而推之于临床实践，是因病施药。而中医学源于实践，临床处方用药灵活性大，是在辨证的基础上处方用药，处方中药物剂量的不同直接影响到药方的疗效。而且，人的体质因素、病情缓急、病程新久、病位上下、证候虚实等都与处方用量轻重有关。因此，中医临床处方用药剂量复杂，进行处方药物剂量研究尤为重要。

第一章

经方的源流

一、经方的概念及内涵

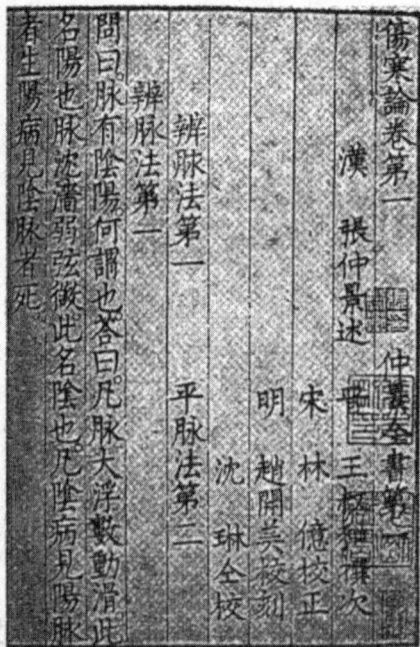

明万历年间赵开美校刻《伤寒论》

"经方"一词最早见于后汉·班固《汉书·艺文志》所收录的《七略》。《七略》中的《方技略》记载:"经方者,本草石之寒温,量疾病之浅深,假药味之滋,因气感之宜辨五苦六辛,致水火之剂,以通闭解结,反之于平。"由此可见,经方是指利用药物治疗疾病的方法和方剂的总称,"经方"一词,内涵实为"经验之方"。随着时间的推移和时代的变迁,经方概念的范畴逐渐变狭。唐代孙思邈著《千金方》,将东汉张仲景《伤寒杂病论》之方列入"经方"的范畴,其内涵仍为"经验之方"。从现存的文献资料来看,仲景之方源于殷商时期伊尹所著的《汤液经法》,其上源于《神农本草经》及《桐君采药录》,下传至仲景，他"勤求古训，博采众方"，撰成《伤寒杂病论》传世，法度谨严，疗效确切，为后世学医者奉为圭臬。自宋代起，《伤寒杂病论》被誉为"经方"，其原因在于，一方面由于林亿等校正刊行《伤寒论》《金匮要略》《金匮玉函经》等，使得仲景之方广为流传，成为组方的规范，为后人所重视；另一方面，也有与《和剂局方》及当时诸家所创的时方相区别之意。

时至今日，中医界所言"经方"，习惯上只限于《伤寒杂病论》一书中所载之方。《中医大辞典》对"经方"的释义是："汉以前的方剂称为经方。其说有三：一说指后汉·班固《汉书·艺文志》医家类记载经方十一家，这是指汉以前的临床著作；二说指《素问》《灵枢》《伤寒论》《金匮要略》中的方剂；三说专指《伤寒论》《金匮要略》所记载的方剂。一般所说的经方，多指第三说"。

以现代高等中医药院校的教材为例，五版《方剂学》共收录方剂422首，其中正方236首，附方186首。在236首正方中，《伤寒杂病论》方53首，占22.4%；在全部422首方剂中，仲景方95首，占22.5%。如此的数量和比例，其他医书远不能比。如宋代《太平惠民和剂局方》，为中国历史上第一部由政府组织编撰的"药典"，五版《方剂学》共收录其方35首，仅占教材收录方剂总数的8.53%。而且五版《方剂学》中一些体现治疗大法的代表方，均是经方。寒下、调和肠胃、清气分热、温中散寒、温经散寒等类方剂，全部收录经方。如辛温发汗的麻黄汤、桂枝汤，寒下的承气汤、陷胸汤，和解的柴胡汤，清热的白虎汤、竹叶石膏汤，温中祛寒的理中丸，回阳救急的四逆汤等。由此足以看出经方对方剂组方影响之巨大。

三、经方的传承及实践

《伤寒杂病论》的作者张仲景，名机，据传当过长沙太守，所以有张长沙之称。南阳郡涅阳（今河南省南阳县）人，生于东汉桓帝元嘉、永兴年间，（约公元150～154年），死于建安末年（约公元215～219年）。

张仲景自小好学深思，"博通群书，潜乐道术"，年方十岁时，就已读了许多书，特别是有关医学的书。他的同乡何颙赏识他的才智和特长，曾经对他说："君用思精而韵不高，后将为良医"（《太平御览·何颙别传》）。他生长在动乱的东汉末年，连年混战，"民弃农业"，都市田庄多成荒野，人民颠沛流离，饥寒困顿。各地连续爆发瘟疫，尤以洛阳、南阳、会稽（绍兴）疫情严重。"家家有僵尸之痛，室室有号泣之哀。"（曹植《说疫气》）张仲景的家族也不例外。对此惨景，张仲景触目伤心。"感往昔之沦丧，伤横夭之莫

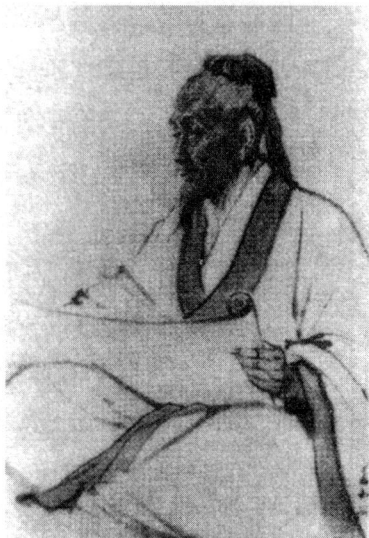

张仲景画像

救"(《伤寒论》自序）。于是，他发愤研习医学，立志做个能解脱人民疾苦的医生。"上以疗君亲之疾，下以救贫贱之厄，中以保身长全，以养其生"(《伤寒论》自序）。当时，在他的宗族中有个人叫张伯祖，是个极有声望的医生。张仲景为了学习医学，就去拜他做老师。张伯祖见他聪明好学，又有刻苦钻研的精神，就把自己的医学知识和医术毫无保留地传授给他，而张仲景尽得其传，并且青出于蓝而胜于蓝。何颙在《襄阳府志》一书中曾赞叹道："仲景之术，精于伯祖"。

张仲景"勤求古训"，认真学习和总结前人的理论经验，曾仔细研读过《素问》《灵枢》《难经》《阴阳大论》《胎胪药录》等古代医书。同时，他还"博采众方"，广泛搜集古今治病的有效方药，包括民间验方。他对民间喜用的针刺、灸烙、温熨、药摩、坐药、洗浴、润导、浸足、灌耳、吹耳、舌下含药，甚至人工呼吸等多种具体治法都一一加以研究，广积资料。

为了更好地开阔眼界，"博采众方"，和同行交流经验，张仲景还到繁华的都城洛阳一带行医。后世文学史上号称"建安七子"（孔融、陈琳、王粲、徐干、阮瑀、应瑒、刘桢）之一的王粲（字仲宣，是"七子"中成就最高的作家、诗人），和他交往密切。在接触中，张仲景凭自己多年的医疗经验，渐渐发现这位仅有二十几岁的作家隐藏着可怕的"疠疾"的病源。有一天，他对王粲说："你已经患病了，应该及早治疗。如若不然，到了四十岁，眉毛就会脱落。

眉毛脱落后半年，就会死去，现在服五石汤，还可挽救。"可是王粲听了很不高兴，认为自己文雅、高贵，身体又没什么不舒服，便不听他的话，更不吃药。过了几天，张仲景又见到王粲，就问他："吃药没有？"王粲骗他说："已经吃了。"张仲景认真观察一下他的神色，摇摇头，严肃而又深情地对王粲说："你并没有吃药，你的神色跟往时一般。你为什么讳疾忌医，把自己的生命看得这样轻呢？"王粲始终不信张仲景的话，二十年后眉毛果然慢慢地脱落，眉毛脱落后半年就死了。

张仲景热爱医药专业，很重视临床实践，时时"平脉辨证"，认真总结自己的临床经验。相传其五十岁左右曾在长沙做太守，依然时刻不忘自己的临床实践，时刻不忘救治人民的疾苦。但他毕竟是个大官，在封建时代，做官的不能入民宅，又不能随便接近普通老百姓。这怎么办呢？他想出一个办法，择定每月初一和十五两天，大开衙门，不问政事，让有病的群众进来。他堂堂正正地坐在大堂之上，挨个地仔细给群众治病。时间久了，形成惯例。每逢初一、十五的日子，他的衙门前就聚集了许多来自各地的病人等候看病。为纪念张仲景，后来人们就把坐在药铺里给病人看病的医生，通称"坐堂"，那医生就叫"坐堂医生"。

那时，张仲景虽然当官，但并不热衷于官位。汉桓帝曾将张仲景留在身边，官拜侍中，侍奉在皇帝左右，以尽医疗保健之职。然而仲景看到的却是"朝政日非"，朝政越发腐败混乱，不禁感叹"君疾可愈，国病难医"。从此辞去官职，专事总结经验，撰写医学著作。

经过几十年的奋斗，张仲景收集了大量资料，包括他个人在临床实践中的经验，著成《伤寒杂病论》十六卷。这部著作在公元205年左右完成而"大行于世"。到了晋代，经名医王叔和加以整理。到了宋代，才渐分为《伤寒论》和《金匮要略》二书。《金匮要略》就是该书的杂病部分。

从该书内容及张仲景自序看，它是一部将《内经》基础理论与临床实践相结合的产物，故书中对各种疾病的论述，亦可谓有论、有说、有理、有法、有方，体现了理、法、方、药谨严的治疗学理论体系。在辨证方面，对病与病、证与证、病与证之间关系的论述，充分显示了辨证的思想，体现了六经辨证，脏腑辨证，阴阳、表里、寒热、虚实辨证等具体方法。在治疗方面，充分反映了"法"在治疗中的意义和作用，使治疗方法由朴素的感性的方法上升到理性指导的阶段。其中的方剂学理论已达到了比较成熟和完善的阶段。方剂从简单的、不稳定的经验方过渡到有方名、有主治、有相对稳定的药味（有些方剂还有加减）、有剂量、有制法、有服法、有禁忌等，使方剂这一药物治疗的重要形式，达到了系统的理论化水平。

总之，张仲景《伤寒杂病论》的问世，具有划时代的意义，具有承前启后的作用，体现了理论与实践相结合的精神，创立了辨证施治的体系，首创临床各科（包括"伤寒"与"杂病"、"妇人病"等）专著，对后世医学的发展产生了巨大的影响，正像其在原序中写道的"虽未能尽愈诸病，庶可以见病知源。若能寻余所集，思过半矣"。名医华佗赞之曰："此真活人书也"。喻嘉言赞之曰："为众方之宗、群方之祖"，"如日月之光华，旦而复旦，万古常明"（《中国医籍考》）。历代有关注释、阐发此书的著作很多。特别是注释、阐发《伤寒论》的著作，达三四百种。它的影响远远超出了国界，对亚洲各国，如日本、朝鲜、越南、蒙古等国的影响很大。特别是日本，历史上曾有专宗张仲景的古方派，直至今天，日本中医界还喜用张仲景方。日本一些著名中药制药工厂如小太郎、内田、盛剂堂等制药公司出品的中成药（浸出剂）中，伤寒方一般占60%以上，其中有些很明显是伤寒方的演化方。

（一）汉唐经方的应用

《伤寒杂病论》问世于东汉末年，时值中原战乱之际，不久即散失。晋太医令王叔和应当时治病之需，即伤寒广为流行，将外感部分整理成《伤寒论》，为解除当时患者疾苦发挥了重要作用。此后经东晋、南北朝分裂对立的局面，该书时隐时现。唐孙思邈撰《千金药方》时，对该书有少数征引，似未窥全貌，惟其晚年撰《千金翼方》，则《伤寒论》全书大体得以收录载于卷九、卷十之中。

唐朝为我国历史上的盛世，医药同样也极为发达。虽说江南诸师秘仲景要方而不传，但孙思邈基本上掌握要领，并以方证同条，比类相附的方法研究《伤寒论》，虽未提到《金匮要略》之名，但在《千金方》中引用了其大部分条文和方药。孙氏应用经方，尤长于加减化裁仲景之法，以更切合时用。根据临床的应用病证，把某些方剂加以变化而扩展成一类方。如治疗产后血虚内寒腹痛的当归生姜羊肉汤，则变化为羊肉汤、羊肉桂心汤、羊肉黄芪汤等九首方剂，用于治中风、虚损、心痛、心腹痛等证，既保持仲景之方的要旨，又扩大了经方的应用范围，赋以新的活力。又如温中补虚的小建中汤，演化成前胡建中汤、内补当归建中汤、黄芪汤等，所谓"机活法圆，举一反三"。这种重视实践、学古渐变、变革经方的创新思想，为后世医家所罕见。

王焘的《外台秘要》也有不少灵活应用经方的范例，如将治疗太阳少阳合并病的柴胡桂枝汤用于治疗"心腹卒中痛者"；将治疗少阳病并邪热水饮内结的柴胡桂枝干姜汤用于治寒多微有热，或但热不寒的疟疾。也说明了经方在这个时期为了适应社会发展的客观需要而广泛加减扩展应用的必要性和可行性，其方法亦不失仲景方之规律。

隋唐时期特别是唐代，是中国封建社会的鼎盛时期，文化绚丽纷呈，科学思维活跃，内外交流频繁，出现空前昌盛的局面。中国医药知识及医药典籍相继传入日本，鉴真和尚六次东渡，抵日后，除讲律授戒，传授其他技能外，积极进行医药活动。他初到日本后，因治愈了光明皇太后的疾病，皇室把备前国水田一百町赐给了鉴真。尽管双目失明，但是，他利用鼻子的嗅觉、舌头的味觉、手指的触觉，将有关药物的知识传授给日本人，矫正了过去不少错误；同时将药物的收藏、炮炙、使用、配伍等知识，也毫无保留地传授给日本人。鉴真因此被誉为日本的医药始祖。此外，如唐代文成公主、金城公主入藏，带去大批医书药物等，对藏医学的形成和发展产生重要影响。这些都在一定程度上促进了经方的应用与传播。

（二）宋代经方的应用

《伤寒杂病论》几经散佚，其杂病部分，直到北宋初期，翰林学士王洙在翰林院所存的残旧书籍中得到《金匮玉函要略方》，即《伤寒杂病论》的节略本，迄后又经林亿等对此节略本进行校订编纂成《金匮要略方论》，即后世通行的《金匮要略》，与王叔和编次的《伤寒论》单行本一起流传下来。

宋代设有"太医局"，政府大力提倡医学，分科显明且都很发达。由于有政府的参与，从而使医学逐渐脱离了方士和道家的掌握。宋代名医辈出，著作颇丰，他们广泛讨论《伤寒杂病论》的实质性内容，这也与当时的"校正医书局"校正刊行仲景之书，使其广为流传有着很大的关系。具有代表性的医家有庞安时、朱肱、许叔微、钱乙等。庞安时"善医伤寒，得仲景意"，历三十年时间"广寻诸家，反复参合"，著成《伤寒总病论》一书，以四时正气为病和天行温病分类，每证之下有证有方，还创制了新方以补经方应用于临床之不足，对经方应用也颇能因地因时制宜。其有时正用古方，不再加减。

朱肱开创以方归证法，鉴于仲景证多方少，选前人方以补之，著有《南阳活人书》。以证候学为基础，建立了宋代最系统的诊疗体系。且对经方药物的煎熬法也深有研究，如南阳太守盛次仲患伤寒，其诊为小柴胡汤证，始开三剂，病人服后胸满不舒，又请复诊，朱氏让取药来看，所服竟是小柴胡散，便云："古人制剂，谓锉如麻豆大，煮清汁饮之，名之曰汤，所以入经络，攻病取快。今乃为散，滞在膈上，所以胃满而病自如也"。因依法旋制，自煮，以进二服，是夕遂安。

许叔微重于实践，强调辨证，其《伤寒九十论》被认为是后世医案专书之祖。卷一以医案介绍其用仲景方的经验，剖析甚精。他认为仲景所用之芍药为白芍，纠正了《太平圣惠方》误为赤芍的记载，并且提出应根据病情需要而选用，如桂枝汤治中风证，宜用赤芍通利血脉，而治疗两胫拘急所用芍药甘草汤，则须用白芍。

儿科医家钱乙善化裁应用经方，亦为后世所推崇。《四库全书总目提要》评论曰："小儿经方千古罕见"。钱氏根据小儿纯阳、无须益火的生理特点，将肾气丸除去桂、附二味，仅取三补三泻，取名"六味地黄丸"，成为补肾阴之名方。又将桔梗汤改变药量的比例，取名甘桔汤。仲景桔梗汤用于治疗少阴咽痛和肺痈浊唾脓痰。故甘草倍桔梗，重在解毒泻热；而钱乙之甘桔汤是治疗小儿肺热，手掐眉目鼻面，重在泄肺散热，故桔梗倍甘草，正所谓运用之妙，存乎一心。

（三）金元经方的应用

医之门户，分于金元。北宋后，金人南侵，北方陷于金的统治，不久元又灭了金。从历史上看，这是一个民族混战又互相融合的时期，汉民族文化强大的生命力在饱经异族冲击、统治的时候依然焕发出异彩，总共不过百年之间，名医辈出，学术空前活跃。就经方应用而言，河间学派和易水学派诸家尤为突出。由于当时常见病、多发病对人民健康的威胁，医家必须从实际出发，因时因人因地制宜，这就使诸家灵活掌握了辨证论治思想，取得了较多成就。

金代成无己以《内经》理论为基础，全面注解《伤寒论》，对后学者学习领会《伤寒论》原旨有着重要的意义。晚年著有《伤寒明理药方论》，选经方十四首详加论述。有方义、方制、药理等，有时还提出注意事项，颇合于临床实际，为医学史上分析方义第一家。

刘河间主火立论，提出了寒凉解表和泻热养阴的治疗原则。其所著《伤寒直格》和《伤寒标本心法类萃》，不仅为后世温病学创立奠定了理论基础，而且突破了医界墨守成规的风气，拉开了金元医学争鸣的序幕。如治伤寒，属热者用辛凉剂（石膏汤）；属寒者用辛温剂（羌活散）。

元代王好古对经方应用也颇有研究，在治疗用药方面，认为三阴虚证，当温补阴；伤在厥阴（肝阳虚），用当归四逆汤；伤在少阴（肾阳虚），用通脉四逆汤；伤在太阴（脾阳虚），用理中丸。可见他对伤寒阴证的研究并不囿于外感之说，而且重视内因的作用。六经的辨证也不局限于外感伤寒，而且应用于内伤杂病。他的这一观点，对后世经方的广泛应用产生了深远的影响。

朱丹溪及其弟子应用经方主张加减变化，认为：用古方治今病，正如拆旧屋盖新房，其材木非一，不再经匠氏之手，其何用乎？应当调整或补充。如戴元礼善用小柴胡汤加生地治疗妇人伤寒经水适来或适断，并认为白虎汤用于小儿宜加人参少许等。朱丹溪脾约丸的经验是此方宜于西北地气高厚、禀赋壮实之人，而东南之人血气实者慎用。

可见，随着医学大家的出现，对经方的继承与应用上体现了大家的创新风范，师古而不泥古，不局限于经方。

（四）明清经方的应用

明清时代，医著丰富，且所宗不一，各有见地。相比较而言，明朝在仲景学说的研究领域里，理论上存在汇而未通的问题，各家学术观点并未得到真正的融合，但总的来说还是有一定成就的。继成无己之后，整理和注解《伤寒论》的医家，日益增多，如王肯堂、方中行、张隐庵、张路玉、钱天来、柯韵伯、尤在泾诸家，或循原书之旧论而加以阐解，或本仲景故说而附后世类方，或以法类证，或以方类证，仁智之见各异，均对仲景学说有所昌明。

明代在经方应用上首推陶华，他坚持运用六经辨证之法，突出八纲，注重临床实践，消化吸收了前人的学术观点，其影响也非他人所能比。其所创制的导赤散就是用五苓散加甘草、滑石、山栀而成，清心散热，利水祛湿，真乃源于经方又不拘于经方。

明末吴又可《温疫论》的问世以及柯韵柏"六经为百病立法"(《伤寒来苏集》)、俞慎初"六经钤百病"(《通俗伤寒论》)的提出，使仲景之法和经方在后来得到全面、广泛而深入的应用。

清初医家众多，所宗不一，竞相探讨，争论之间使中医药理论体系得到发展。

徐灵胎的《伤寒论类方》将《伤寒论》药方分为十二类，每类先定主方，再附入同类诸方，方后又罗列条文，证情方义，一目了然，为经方的学习运用开辟了捷径。

温病大家叶桂在化裁经方时随机应变，出神入化，如以桂枝汤治虚人外感，阳伤阴结，或中虚少运，痰湿阻遏气分之咳嗽；治"络虚则痛"的胃脘痛、腹痛、身痛等。正如陈亦人先生所言："叶氏对桂枝汤的应用，大多属于虚寒性质，所以在引案中，有十四案去芍药，十四案加入茯苓，十五案加入当归，这样就可以大大增强温营通阳的力量……都有一定的规律可循"。对栀子豉汤应用也颇广泛，仅《临证指南医案》就有三十七案用本方治疗，既用于外感的风温、暑温、秋燥，又用于杂病的眩晕、脘痞、心痛，以及气分、血分、上中下三焦之病证。抓住本方宣解陈腐郁结之特点，运用时每佐以一些微苦微辛的药物，使微苦以通降，微辛以宣通，增强了原方的疗效。

吴鞠通应用经方更为广博，《温病条辨》中载方204首，其中直接引用经方37首，由经方化裁变化而成者54首，师经方之法而创制的新方16首，计107首，占全书所载方剂半数以上。吴氏将桂枝汤列于《温病条辨》诸方之首，颇遭后人非议，但在某种意义上讲，正体现了《伤寒论》方不只为伤寒而实亦为杂病所设的指导思想。吴氏善用经方之精要，根据温病的病理特点创制新方，在继承中每寓创新之意。如一物瓜蒂汤、化斑汤、新加黄龙汤、黄连白芍汤、加减复脉汤等，均属师法仲景所创之新方。尤其是从仲景调胃承气汤演变而成的增液承气汤、护胃承气汤、宣白承气汤、导赤承气汤、牛黄承气汤等，发仲景之所未发，补经方之所未备。这个时期温病学说的形成，从某种角度上看，实质上是经方应用在内涵和外延上的深入和扩展。

清代所纂的《医宗金鉴》，各科齐备，而编排次序以仲景全书为首，实昭示其重要地位。清末唐宗海以治血证见长，应用经方也颇有经验，如用小柴胡汤治血证兼外感以及三焦之血证等。足见随着临证实践经验的不断积累和总结，经方应用的潜力很大。

（五）近代经方的应用

明末清初，天主教传教士来华，西方医学开始进入中国，包括著作翻译、医生行医及医院建立。于是中西医之间各立门户，分庭对峙，经方在其时又经受了考验。恽铁樵《伤寒论辑义按》、陆渊雷《伤寒论今释》衷中参西，颇多发挥。而张锡纯、恽铁樵、陆渊雷等应用经方，常是中西合参，成为这个时期的又一大特色。如张氏以白虎加阿司匹林汤治"湿瘟"，创中西药合用之先河。此外还有一些经方大家，以临床善用经方见称，如曹颖甫、吴棹仙、黄竹斋等。

曹颖甫治学专宗长沙，反复研读张隐庵、黄坤载、程修园诸家的《伤寒论集注》《伤寒论悬解》《伤寒论浅注》等伤寒、金匮学派著作，并旁及时方各家。著名的中医学家任应秋先生称曹氏为"近代一个纯粹的经方家"。曹氏善用桂、麻、承气诸方，效者常十有八九，其治验经弟子姜佐景搜集编成《经方实验录》。弟子章次公、姜佐景、秦伯未深得其传，均以善用经方著称。

吴棹仙对《伤寒论浅注》正文与注释，皆能背诵，临证以经方为主，古方新用，方小效著，灵活化裁，时以经方家见称。

黄竹斋弱冠时即能研读《伤寒论》《金匮要略》。21岁时就写出《三阳三阴提纲》，对仲景学说提出自己的见解。黄氏一生潜心研究伤寒之学。他的契友赵玉玺曾说"其精神专注，最有志趣者，厥维医道；其于医道探讨无厌者，厥维仲景之书"。黄氏极力推崇仲景学说，善用经方，"屡起沉疴，所治甚众"，著有《伤寒杂病论集注》，是他整理研究古代医学著作最有代表性的一部。他为这部医学巨著花了八年时间，参考了100余部有关医籍，四易其稿，是中国第一部"伤寒"、"杂病"合一而注的集注本。

民初四大名医之一的刘蔚楚，其辨证精慎，方治圆活，所治阳虚汗脱案重用术附汤，白术由125克加至500克，附子由62.5克加至250克，计服16剂，竟痊愈，可谓胆识超群。

沪上名医丁甘仁，为孟河派中的道高学博者，以六经辨证施治，使医道大行。

（六）现代经方的应用

1949年以来，中医的发展翻开了崭新的一页，经方的应用和研究硕果累累。无论是在数量上还是在质量上，均达到了历史上的最高水平。特别是在20世纪80年代之后，活用经方已成为时尚，临床各科无所不涉，效如桴鼓，备受关注。国内外均开展了大量的经方研究，而各种中医药期刊的复刊、创刊，更使得经方应用及其研究盛况空前。具体表现在以下几个方面：其一，验案病例数大大增加，有的刊物杂志还设有专题栏目进行报道。其二，对经方副作用的研究和报道增多，为现代临床经方合理应用提供了更科学的药理前提。其三，经方应用的思路空前开阔，广泛应用于内、外、妇、儿、五官、骨伤、皮肤等科。其四，经方在剂型上不断地革新，更便于患者服用和危重病证急救，如麻黄汤冲剂、小青龙汤颗粒冲剂、大承气汤冲剂、小建中汤合剂、四逆汤注射剂、人参四逆汤注射剂、参附注射剂等。值得一提的是，日本对经方的研究也备受世人重视，已将百余首经方制成成药（多为颗粒冲剂）市售。其五，多方位开展了经方应用规律的探讨和研究。这些都对经方应用的规范化、普及化有着极其重要的作用。

　　"经方"上溯神农，源于伊尹，成于仲景之手，下逮万代，"理、法、方、药"皆备，实为中医辨证论治之圭臬。就经方应用的发展历史来看，其与社会的发展有着密不可分的关系。汉唐为我国历史上的盛世，人们思想活跃，为经方的形成与应用作出了较大的贡献。宋代因政府的参与和控制，机械地规定了病证方药，似乎有失仲景机活法圆之精神，但对经方广泛流传起到十分重要的作用。金元多战乱，疾病丛生，医家辈出，灵活掌握了仲景之法，又各各阐述仲景未备之法，为后世应用经方积累了丰富的理论与实践资料。明末清初医家众多，竞相探讨，在理论上有很大的创新，温病学说的形成就是经方应用的一个很大成就，故被称为"经方发扬时代"。1949年以来，党和政府提出"中西医并重"的方针，始开经方应用和研究前所未有的新局面。

三、经方对汉方医的影响

《伤寒论》日译本之一页

在日本，中医方剂被称为汉方，常用的汉方药以遵照《伤寒论》《金匮要略》处方所配制剂为主，很少加减化裁。日本对经方的运用甚为推崇，在1972年日本厚生省（主管医疗卫生、食品安全、劳动及就业的部门）制定的210个常用汉方处方中，来源于我国的有162个，其中来源于经方的有81个，占到了二分之一的比例。从20世纪70年代开始，日本就对我国的传统经方进行了深入研究，除理论研究外，还拓展了新的功效，并通过先进的制剂工艺、严格的质控方法，制成多种"汉方制剂"。1994

年，日本的"汉方制剂"国内年销售额达 1500 亿日元，并大量出口，占领了近 70% 的国际中成药制剂市场。据预测，日本汉方药的年产量在 2010 年将达到 2000 亿日元。经方合方的研究自日本古方派始，如其开发的柴朴汤（小柴胡合半夏厚朴汤）、柴陷汤（小柴胡合小陷胸汤）、小青龙合麻杏石甘汤等，进一步促进了经方的应用。更为重要的是，日本的经方制剂成为最早被国际上接受的传统中药复方制剂，成为世界中成药市场上的主力军。

《伤寒杂病论》所阐述的辨证用药理论，是可见可及的用药指征，不是实验室动物实验的结果，这与循证医学（EBM）的理论是相合的。EBM 就是寻找证据的科学，是针对人而不是针对实验动物的科学。在这种理论指导下，经方的疗效是经得起重复的。另外，由于对汉方 EBM 的重视，日本已经在汉方领域开展了 EBM 的系统评价，产生了一些可用于 Meta（荟萃）分析的研究。如约 220 名患者参加了小柴胡汤对慢性活动性肝炎的多中心双盲试验，结果是小柴胡汤与安慰剂比较前者在 12 周时使血清天门冬氨酸氨基转移酶（AST）、丙氨酸氨基转移酶（ALT）显著降低。又如小青龙汤对常年过敏性鼻炎的双盲比较试验，参加试验 220 例，最终纳入分析 217 例，其最终全面改善度小青龙汤较安慰剂组改善显著。因此，在这一领域开展 EBM 的系统评价具有现实意义。经方临床试验应符合经方特点，编制充分反应"证"的思维方式的设计方案，并且选择符合"证"的患者，进行经方 EBM 研究，得到确凿证据，从而有助于新药的开发。

《中医药国际科技合作规划纲要（2006～2020年）》中指出：依据世界各地区特点和不同市场需求，充分利用数千年积累的中医药资源，结合现代科学技术，开展多种模式的中药新药研发、中医药产品的再评价和二次开发；研制开发一批适合国际市场需求的中医药；以现有中医药标准为基础，参考国际医药标准规范，依据世界各地区特点和社会经济科技发展状况，建立具有中医药特色、适应不同地区特点的中医药标准规范，逐步形成以中医药标准规范为基础的国际传统医药注册协调体系。中药新药研发的核心问题是临床实际疗效，实践证明，经过千锤百炼的经典配方，是我们开发新药、创制新方的最佳素材。

可见，《伤寒杂病论》问世之后，虽然由于战乱时代特点，以及科技局限等因素，影响其传播，该书以其非凡的价值，备受后世医家推崇而至发挥，不仅在医疗实践中为人民健康保驾护航，而且也成为后代医家成长的理论源泉和有力武器。经方不衰的魅力就在于其经典配方的临床生命力，时至今日，关于经方的临床实践又如何哪？我们通过对目前临床中医处方的观察、比较，试图寻觅现代经方运用的途径。

第二章

经方与当代临床处方之差异

众所周知，"因时、因地、因人"三因制宜治则体现了中医辨证论治的灵活性，广袤中国不同地域不同医生临床用药各具特色。因此，通过不同地区中医临床处方的比较，可以一窥目前经方应用端倪。

一、当代临床处方情况

考虑到不同地区中医用药的差异性，我们于2004年5月～2005年8月，从北京、河南、上海等不同地区随机抽取门诊口服汤剂处方，其中北京东直门医院828首、河南中医学院第一附属医院1523首、上海龙华医院1158首，分别计算每张处方用药味数、用量。见表2－1。

表2-1　　不同地区处方药味、用量（$\bar{x} \pm s$）

组别	n	药味数（味）	单味药用量（克）	处方用量（克）
北京	828	14.93 ± 3.60	13.21 ± 3.60	195.19 ± 61.62
河南	1523	14.06 ± 3.45	16.37 ± 6.70	226.88 ± 80.61
上海	1158	17.87 ± 4.35	15.28 ± 4.05	272.76 ± 96.67

从统计结果可以看出，不同地区处方用药差异较大，河南处方用药较北京、上海用药少，三地区平均用药均在14味以上，不同地区单味药、处方用量均有差异，北京处方用量较河南、上海处方用量稍少。同一味药用量不同，效果往往不同，甚至迥异。因此，现在一些中药多规定有用量范围。收载于《中华人民共和国药典》（以下简称《药典》）的中药，其剂量以《药典》为依据，且有法律效力，即所谓法定剂量；未收载于药典的中药，其使用剂量以统编教材《中药学》或《中药大辞典》中的规定剂量为依据。

虽然有以上有关规定，但是，临床中药应用的现状却与之相差甚远。

从一些文献报道可以看出，目前存在的现实是：中药处方动辄数十味，单味药的用量也呈增大趋势，超过该药规定剂量上限范围的用药现象较普遍。如陈晓红调查其所在医院3650张处方中，平均每方用药17味，最高达38味，用药味数在14~18味之间的处方高达60%。处方用药总量偏大，平均198克/剂，最高达627克/剂，药量超过规定的现象较为普遍。张志胜等对 38496 张处方进行统计，分析药味数，处方中最少药味为 1 味，最多 30 味；10 味药以下的有 3642 张，占 9.5%；1～16 味的处方有 27879 张，占 72.4%；17～20 味的处方有 6031 张，占 10.5%。全部处方中药物剂量普遍比《中药学》教材规定的用量大，就连具有"毒性"的药物用量也较 5 年前有所增大；常用药物如黄芪、茯苓等用量高达 100～120 克/帖。张小平统计 4500 张处方后得出结论：处方所用药味数偏多，平均 15.6 味/帖，最多 33 味/帖，10～20 味/帖的高达 89.6%；处方中药总用量偏大，平均 223 克/帖，最重达 527 克/帖。所统计的 451 种中药有半数存在用量超过《药典》规定用量的情况，使用频率最高的 15 种中药全部存在超量使用现象。

对中医药期刊中所报道的临床处方进行抽查发现，临床上中药超大剂量应用现象相当严重。在调查的 11250 份处方中发现，很多中药剂量超过《药典》规定剂量的上限，约有 1/3 的处方有超大剂量应用药物的现象。在同一期刊中所调查的 706 味次中药中，超过药典剂量上限的有 282 味次，所占比例约为 40%。姜翠敏等选择了上海市有代表性的 8 家三级医院的 3557 张中药处方（汤剂）与被称之为"方书之祖"的《伤寒杂病论》和《药典》（2005 年版一部）相对照，从处方用药剂量、用药味数、用药特点、单味药的使用频率等几个方面进行分析：①处方用药味数普遍偏多，平均 15.5 味/帖，最高达 42 味/帖；②处方用药剂量过大，平均 202.48 克/帖，最重达 782 克/帖。其处方中用药味数在 14 ~ 18 味之间的处方高达 50.89%，有 60% 以上的处方用药超过 15 味。而《伤寒杂病论》中，5 味药以内的方剂约占半数以上，10 味药以上的方剂仅占 4.2%，平均每方用药才 4.7 味，也就是说，现在的中医处方用药味数达"方书之祖" 3 倍以上的已过半数。

对一些常规用药和一些毒性药品的处方统计和分析，发现现今各类药材的实际使用剂量符合《药典》规定的只占 11.9%。这些统计数字不免令人担忧。

古人说："用药如用兵，任医如任将。"所谓"用药如用兵，兵不在于多而在于精"。用兵要点在于兵法上的战略和战术，而用药也是如此，不但要熟知药性，更要切中病机，有的放矢，才能达到治病的目的。中医处方，法度谨严，同一方剂，药物加减，剂量多少，作用迥然，著《医林改错》、创立"瘀血"学说的清代医家王清任说："药味要紧，份两更要紧"，认为用药多少很是关键。清代赵晴初在《存存斋医话稿》中说："信手拈来，头头是道，增一药之分两，即减他药之分两"。随意加大用药剂量，全然不考虑在患者所服用的 300 ~ 400 毫升汤剂（每帖药煎 2 次所得）中所能溶解的成分有多少，其结果只能是欲速则不达，并造成极大的浪费。对于处方用药、用量的认识，许多不乏见地的医家早有论述。如近代中西汇通医家张锡纯就对大而杂的处方不知所云，认为用药不知主次，治病糊里糊涂。正所谓"医者用方，恒方至药品二十余味，即将治愈，亦不知何药之力"，亦即随着目前中医大处方的应用，临床处方用药中的君、臣、佐、使界限模糊，难以区分，多是同类药物一并而上，结果正像宋代科学家沈括《良方·自序》所言："药之单用为易知，药之复用为难知，世之处方者，以一药为足，又以众药益之。殊不知药之有相使者、相反者，有相合而性易者。方书虽有使、佐、畏、恶之性，而古人所未言，人情所不测者，庸可尽哉！"就目前的研究来看，也得到证实，中药的化学成分是很复杂的，一味中药含有多种有机和无机成分，其本身的作用已不是单一的，再加上更多的未知因素，多味中药配伍在一起，就组成了一个非常复杂的多成分系统。酸碱中和反应、氧化反应、还原反应、取代反应、水解反应、聚合反应、缩合反应等都有可能在这个系统内发生。这些反应可以改变一味或数味中药原来的性质。有研究表明：鞣质与生物碱、生物碱与苷类、有机酸与生物碱、鞣质与蛋白质等组合在一起，都会生成不溶于水的复合物，产生沉淀。试验表明，石膏与有机酸、鞣质、维生素、生物碱、盐类等在水中共煎时，会使这些成分的煎出率上升，反之，与淀粉、黏液质、胶质、蛋白质等共煎时，均会使其煎出率下降。此外，药味过多，大量药渣吸附药液，造成浪费。对于处方用药、用量的认识，许多有见地的医家早有论述。近代中西汇通医家张锡纯就对大而杂的处方不知所云，认为用药不分主次，治病糊里糊涂，正所谓"医者用方，恒方至药品二十余味，即将治愈，亦不知何药之力"。这种大而杂的处方不仅影响中医学术水平和医疗质量的提高，而且造成了药材资源和卫生经费的严重浪费，应引起我们的注意。

三、当代中医处方用量困惑

秦始皇统一度量衡四十字诏书

不难看出，辨证论治的灵活性在某种意义上成了现在某些医生处方用药随意性过大时的借口，使得新方繁多，而内容雷同的不少。1990 年有人统计现已有不同方剂 14 万余首，而由相同药物组成或组成差别甚微、功效相同的处方比比皆是。这种现象的产生是中医方剂学进步的表现还是其他原因，应进行科学分析。在教学和临床中应尽力提倡方剂的标准化、规范化，以利于进一步集中研究和提高。

目前，中药用量多参考《中药学》教材以及《药典》《中药大辞典》《中华本草》等权威性著作，对临床常用中药的常规用量均有一个大致稳定的标准，以冀提高中药方剂应用的准确性。但中医学的发展源远流长，其用法用量屡经口传心授，多是经验相传，药物用量不规范，差异性较大，造成目前中医临床处方不同程度上普遍存在着这样一种现象，那就是：忽视配伍规律，组方不严谨，随意性大，药味偏多。现代中医临床处方用量与《药典》亦存在较大偏差，使其参考实用性、指导性不强。

虽然有不少权威著作规定剂量等提供参考与规范，然而现代临床上的中药处方用量却仍然以个人经验为主要依据，彼此相差悬殊。近几年临床处方存在着好用大方重药的倾向。一般的常见病处方往往多达 12 ~ 20 味，剂量很大，超乎常规，大多数医师在临床处方时存在着很大的随意性、主观性和处方用药的不确定性。一方面可以说是目前疾病较古代复杂，药物应用要面面俱到、多多益善；另一方面也说明医生对疾病辨证施治的能力不稳定。

不难发现，临床上众多的不良反应报道很多与剂量有关，中药应用是否安全有效，很大程度上与中药剂量大小有关。剂量的选择可因人、因地、因时、因病而异，但一般情况下应在其上下限范围内变动。《药典》是 1949 年以来规范中医临床用药的基本典籍。它为适应不断变化的临床需要，屡经修改，是目前临床用药的准绳。但临床上对一些重症患者，有的处方药量高出《药典》规定的上限数倍至数十倍，即所谓"重剂"、"霸药"，服之竟安然无恙，疗效卓著，这也提示我们对法定剂量的参照意义进行思考。

其实，中药超剂量应用虽然是现临床的普遍现象，但由来已久。如明清时期寒凉中药的超大剂量应用最为突出。吴又可治温疫擅长超大剂量使用大黄，借其通腑泻热之功，使温毒之邪从大便而解。余师机治疫症，创清瘟败毒饮，重用石膏，最大剂量用至每剂八两，并有二十一日共计用石膏五斤四两的病案记录。明代医家张景岳以擅长超大剂量应用熟地黄而有"张熟地"之雅称；温病学家吴鞠通以专长用半夏而闻名，并提出半夏"一两降逆，二两安眠"之说；清代医家王清任发展活血化瘀治则理论，其治中风偏瘫诸症，以益气活血为总的治则，创名方补阳还五汤，方中黄芪剂量用至四两，其超大剂量应用黄芪的经验，至今对临床仍有指导意义。张锡纯在其著作《医学衷中参西录》中设专篇论及中药超剂量应用的问题。他的基本观点是"用药以胜病为主，不拘分量之多少"，并且在这方面具有丰富的临床经验。例如治癫狂的荡痰加甘遂汤，所附的医案中甘遂用至三钱，代赭石用至四两；来复汤中山茱萸用至二两，取其救脱之功；一味薯蓣饮中怀山药用至四两……以现在的《药典》规定来看，均是超剂量用药。向前追溯，唐代孙思邈的《备急千金要方》、汉张仲景的《伤寒杂病论》等都可以见到中药超剂量应用的记载。春秋战国时代的非医学著作中也有关于中药超大剂量应用的文字记载。例如《国语·郑语第十六》有载"若药不瞑眩，厥疾不瘳"，所谓"瞑眩"是指病人服药后接近于中毒的强烈反应，估计可能存在药物用量大的缘故。当然，在古代文献及现代临床报道上，有一些称谓如"重剂"、"大剂"等，虽不甚确切，但似乎也可以看出用药量大的痕迹。

虽然，中药超剂量应用是一个看似普遍的问题，且古已有之，但一直未能引起中医药界的足够重视，对此缺乏比较系统的研究，对其安全性、科学性和实用性缺乏深刻的认识。针对目前中药用量增大的问题，应具体分析其利弊，要重视和加强对中药尤其是方剂量效关系的研究。《伤寒杂病论》作为医方之祖，在我国已有近两千年的应用历史，以经方作为切入点研究中药剂量必将具有重要意义。

三、经方与临床处方组方的差异

王××　六十五岁　○三年七月十八日诊

两下肢肿胀二十余年久治不愈，现能明显四陷，紫胀而有硬结，皮色黯紫，内踝上瘀斑成片，手胀麻木，尿量尚可，大便二三行，质软不实，最起之者，舌苔淡黄腻质胖，脉细，证属湿瘀下注，气血失调络瘀水停。

制苍术15克　黄柏15克　生薏仁15克　半夏15克　皮防己10克
泽兰15克　炮山甲先　鸡血藤15克　天仙藤15克　路×通10克
干姜黄10克　降香15克　桃仁×参10克　日服一剂。

门仲璇处方

《伤寒论》记载了112首方剂（包括内服、外用的汤、散、丸各类剂型，不含未记载药物的方剂），其中汤剂95首；《金匮要略》记载了205首方剂（包括内服、外用的汤、散、丸各类剂型，不包括未记载药物的5首方剂及附录方），其中汤剂126首。考虑不同地区中医用药的差异性，分别随机抽取北京、河南、上海等不同地区的临床处方，北京东直门医院828首、河南中医学院第一附属医院1523首、上海龙华医院1158首，共计3509首，对221首汤剂经方、3509首现代汤剂处方组成药味数进行比较，结果表明《伤寒杂病论》汤剂平均用药4.81 ± 2.28味/方，现代3509处方平均用药 15.52 ± 4.16 味 / 方，可以看出，现代处方用药较经方用药味数大幅增加。见表 2-2。

表2—2　　　现代处方与经方药味（$\bar{x} \pm s$）

组别	n	药味数（味）
经方	221	4.81 ± 2.28
现代处方	3509	15.52 ± 4.16

从统计结果可以看出，经方组方药物较少，除了温经汤、风引汤等用药较多外，一般多不超过 5 味。可见用药精专，正所谓"有是证用是药"、"功专力宏"。正如陈修园在《医学三字经》中评价仲景经方用药所说："非此方不能治此病，非此药不能成此方，所投必效，如桴鼓之相应"。经方中药物的针对性比较强，似乎所用药物具有不可替代性，一方面可能是由于当时对药物的认识有限，另一方面也说明经方组方法度比较严格，君、臣、佐、使配伍层次较清，理法方药、方证一致，辨证用药准确性高。然而现实中中医处方动辄数十味药，同类药物竞逐而上，与经方药味精专相去甚远，组方随意性大，现代处方用药味数平均在 14 味以上，基本是经方用药味数的 3 倍。正是由于同类药的竞逐而上，使得处方的配伍显得不那么严谨，同类药的出现频率增大，药味繁多，配伍层次复杂，与经方的药味精专相比，辨证用药的针对性下降。

剂量是处方发挥作用的重要因素。经方与当今临床处方组方用药之差异显而易见，而经方剂量究竟应如何折算为当今处方用量呢？这个问题至今仍没有一个确定的答案。

因为《伤寒杂病论》成书年代久远，距今有 1700 多年的历史，而度量衡单位屡经变易，代有所改，相差悬殊。加之历代文献、医家对经方剂量的相关记载及论述存在明显的差距。以致今天对经方剂量的认识见仁见智，使之最终成为"不传之秘"。

四、古方今病不相能乎

东汉距今已经将近
2000 年，在这 2000 年
的历史跨度内，人的身
高、体重、体质及抵
抗力都发生了一定的
变化，药物的产地、质
量、成分含量，甚至其
农药残留量也发生了一
定的变化，但是 2000
年在人类进化的历史上
不过是弹指一挥间，人
体与药物量效的关系也
许会有一定的变化，但
不可能有几倍的差距。
《伤寒杂病论》论理明
畅，辨证准确，立法严谨，组方全面，用药精当，并对煎
服方法及服药后反应、注意事项做了详细说明。经方配伍
严密，剂量轻重得当，煎服方法合适，其剂量亦有一定标

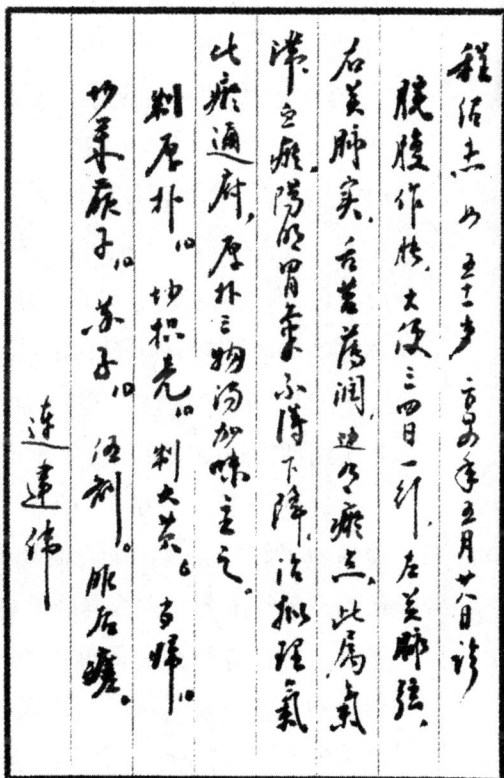

准和比例。莫说剧烈药味不容随意增加，即使是温和之品，在同一处方内也往往因剂量的不同而其用有异。由此可见仲景用药之谨严。清代伤寒家的崛起、近代经方家的出现、日本古方派的实践，都说明了经方的重要性与实践有效性。尤其是许多重要的经方，经过长期的实践考验，至今还在临床上广泛应用，而且其效甚著。

经方"但见一症便是，不必悉具"，是一个具有普遍意义的治疗原则，也是用古方疗今病的重要方法，即"有是症，用是药"。炙甘草汤原书主症是"心动悸"，该方阴阳并调，气血兼治，不独可用于"伤寒后，心动悸"，就是杂病中各种"心动悸"，均可随机应用，现代临床用治于多种心脏病均收到较好疗效。仲景为我们制定的方证药法，实际上是以汤方为纲领，以主症为应用的主线，执简驭繁，是实用性极强的辨证用方之示范。

追溯一下"古方今病不相能"说法之由来，便可以更清楚地了解其深意。金元时期易水学派的代表医家张元素认为"运气不齐、古今异轨，古方今病不相能也"，反对泥于古方的保守思想。但他也说过"仲景药为万世法，号群方之祖，治杂病若神。后之医家宗内经法，学仲景心，可以为师矣"。可见张氏本人也是经方的崇拜和继承者。由此推想，所谓古方不能治今病之说，恐系后人附会洁古之澜言。

而且，随着经方在现代临床中的应用，及对经方作用机理研究的日渐深入，经方的功效越来越得到认可，并非古方今病不相能也，恰恰相反，临床中使用经方每每效如桴鼓、立竿见影，疑难杂病亦常用经方。

　　"古方今病不相能"，强调的是要变通。正所谓"读仲景书，用仲景之法，然未尝用仲景之方，乃为得仲景之心"。万变不离其宗，而存乎一心。

第三章

经方剂量认识现状

一、经方剂量考证

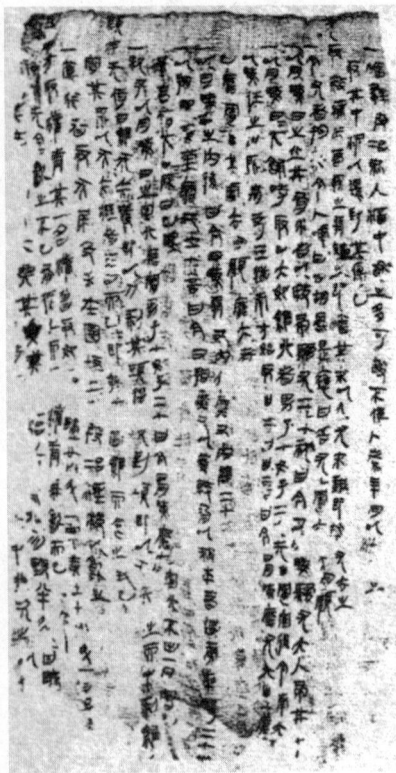

五十二病方

处方发挥作用除了组方配伍外，药物用量也是其作用之关键。中药剂量或称用量，是依据传统经验为达到一定治疗作用所应用的药量。理想的剂量要求有最好、最大的疗效和最小的不良反应。东汉末年著名医家张仲景以其开创中医辨证论治原则及在遣方用药方面颇具独到之处，被中医界尊为医圣，其著作《伤寒杂病论》中所载医方被奉为经方。经方使用情况经过千余年的衍变，经方用量的传承如何呢？今天我们是否真正掌握了仲景的药物用量特点呢？

马克思曾经说过，任何学科只要和数学结合起来，那么它就可能成为真正的科学。张仲景"勤求古训、博采众方，撰用《素问》《九卷》《八十一难》《阴阳大论》《胎胪药录》，并平脉辨证，为《伤寒杂病论》，合十六卷"。"上古有神农、黄帝、岐伯、伯高、雷公、少俞、少师、仲文，中世有长桑、扁鹊，汉有公乘阳庆及仓公。"仲景继承了《内经》等基本理论和丰富的医药知识，结合临床实践，总结汉代以前的医学成就及宝贵经验，所以说《伤寒杂病论》集秦汉医学之大成，经方中方药毕现、剂量齐全，体现处方用药的相对准确化。与之相比，之前的医书鲜有如此齐全。正像秦伯未在《清代名医医案精华·自序》中写到的"夫《内》《难》论病书也，推阐疾病之原理，以明证象及传变，是故《内》《难》不详方药。"可见《内经》内容虽然丰富，但却只述理论而颇乏方药，所载的方剂数量偏少，全书仅得十三方。虽然《汉书·艺文志》记载有"经方十一家"，但由于历史变迁，年代久远，《内经》之前及《内经》同期的一些古方书尽佚，1973年湖南长沙马王堆三号汉墓出土的《五十二病方》为现存医籍中最早记载方剂的医书，以仲景方药用量与其用量比较，可以看出经方剂量愈来愈精确。《五十二病方》所用剂量单位多是数量、拟量或估量性的。如枚、束、大围束、颗、杯、大如指、把、撮、三指撮等。除以上不确切的药物剂量外，《五十二病方》也采用了当时的度量衡单位，主要是长度单位的寸、尺和容量单位的合、升、斗，极少用到重量单位，无铢、两、斤。

而《伤寒杂病论》中使用的药物计量单位多为东汉时期通行的标准单位，如重量单位铢、两、斤等，亦有用到容量单位升、合等。值得一提的是长度单位尺、寸等虽有固定量值，但用以称量药物则是不精确的估量，如尺仅使用2次（麻子仁丸、厚朴大黄汤），寸仅使用1次（蜜煎方）。估量性单位，如大枣用枚、葱白用茎、生姜用片等，因简便直观，至今仍用于临床。药物剂量的相对准确化说明《伤寒杂病论》较之前的医书在用药的精确度方面有显著进步。

经方药味少而用量变化幅度大，剂量随证而定。现今有些医家用药的变化幅度很小，不管证重证轻，证急证缓，一律采取常用量，这在某种程度上影响了疗效。经方组方配伍，剂量因素至关重要，同样的药物组成，剂量不同，则方名、主治、功效都不同。如桂枝汤、桂枝加桂汤、桂枝加芍药汤，三者均由桂枝、芍药、生姜、大枣、甘草5味药组成。桂枝汤治疗卫强营弱，汗出恶风，脉浮缓的太阳中风证。桂枝汤中的桂枝由三两增至五两则变化为桂枝加桂汤，用于治疗心阳虚，下焦水寒之气上冲，气从少腹上冲胸咽之奔豚证；桂枝汤中的芍药由三两增至六两则变化为桂枝加芍药汤，用于治疗太阴病脾伤气滞络瘀的腹满时痛证。又如桂枝去芍药加附子汤与桂枝附子汤，两方均由桂枝、附子、生姜、大枣、炙甘草5味药组成。两方之异，在剂量上，桂枝附子汤重用桂枝，彼3两此4两，且加大附子用量，彼1枚此3枚。药量上的不同，引起功能主治迥然有异。桂枝去芍药加附子汤功擅解表散邪，温经复阳，主治太阳病下后表邪不解、正气欲陷，胸阳、肾阳已伤之候。故用桂枝汤去酸苦阴柔之芍药，以解表邪，通胸阳，增附子温经复阳。桂枝附子汤重用桂、附，一变而为温经散寒，祛风除湿之剂，主治"风湿相搏，身体疼烦，不能自转侧……脉浮虚而涩，汗出"等风湿留着肌肉证，方中附子用量最大，取其祛寒湿镇痛作用，用以振奋阳气，使阳气内蒸，湿邪无地自容，桂枝辛散祛风，温通经络，两药相辅相须，自然可微微汗出，使风湿之邪得以外解。再如厚朴三物汤及小承气汤药味相同，而分量不同，故主治有别。小承气汤重用大黄，主要在于攻下；厚朴三物汤重用厚朴，主要在于行气除满。厚朴大黄汤与此二者相比，重用厚朴、大黄在于治痰饮结实，有开痞满、通大便的功效。小承气汤和厚朴三物汤、厚朴大黄汤通过药量的增减，方中君药及其配伍关系改变，以致三方的功用和主治证发生了较大的变化。

　　方剂与药物剂量两者发展过程是并行的。在方剂形成的早期，药物剂量多为估量，随着方剂由单方向复方发展，药物剂量也从估量向精确进步。促使药物剂量精确化的因素是多方面的，诸如社会的发展、度量衡的统一、药物贸易的兴旺，对药物功效及毒性认识的加深等。但最核心的因素还是复方配伍发展的需要，复方配伍要求各药按其功效在方剂中占有一定的比例，各司其职，相互协调，共同发挥治疗作用。

　　由于经方论理明畅，辨证准确，立法严谨，组方全面，用药精当，故历代医家对经方推崇备至，对经方剂量传承颇为关注。然而自汉以降，朝代更替，制度变迁，在各个不同时期度量衡既不断传承，又不断变化，虽经秦世统一，汉家著之于书而代代相承，然而历经两千多年，大凡改朝换代，多有重整度量衡之举。对于经方剂量的传承及折算，历代医家的看法或一致或不一致，影响了经方的疗效，如宋代药学家寇宗奭《本草衍义》所说："今人用古方多不效者何也？不知古人之意尔。如仲景治胸痹，心中痞满，逆气抢心，用治（理）中汤。人参、术、干姜、甘草四物，共一十二两，水八升，煮取三升，每服一升，日三服，以知为度；或作丸，须鸡子黄大，皆奇效。今人以一丸如杨梅许服之，病既不去，乃曰药不神。非药之罪，用药者之罪也"，认识到由于没有正确掌握经方药物用量而不能取效。

　　理、法、方、药是中医学辨证论治的思维过程，方从法出，法随证立，方即是法。处方为理、法、方、药的重要组成部分，在辨证论治准确的前提下，选择用药与用量便成为处方的关键。用药与用量的变化势必导致处方的主治功效变化。正所谓"从量变到质变"。如《辞海》所载："质是一事物区别于他事物的一种内部规定性，是由事物内部的特殊矛盾规定的。事物的多样性，就是事物之间的质的差别的表现。量是事物存在的规模和发展的程度，是一种可以用数量来表示的规定性，如多少、大小、高低、长短、轻重、快慢等。一切事物都是质和量的辩证统一，事物的质以一定的量为自己存在的条件，事物的量又受它的质的制约。只有全面地把握事物的质和量的关系，才能正确认识事物。"选择用药的变化容易看出，因为大体中药的作用分类区别比较明显，如大黄与人参，一个泻，一个补，一目了然，然而，剂量的变化却不那么容易发现，由量变引起质变的过程在量由小到大的变化之间渐渐完成。

剂量是方的灵魂，又谓之"不传之秘"。既然经方药、量齐备。那么，经方剂量主要涉及两个问题，一是汉代度量衡，尤其是东汉时期度量衡与现代公制度量衡的换算；二是经方剂量大小的正确把握。第一个问题是本书的重中之重，是指导临床经方应用的依据。

（一）经方长度单位剂量考证

《汉书·律历志·审度》云"度者，分、寸、尺、丈、引也，所以度长短也。"首次明确记载长度的五个单位为分、寸、尺、丈、引。《汉书·律历志》中记载了累黍定度量衡法，即选取中等大小之黍，以其广度定为一分之长，100粒为一尺之数。各级单位均以十进位。然而关于累黍定度量衡，历代学者争议颇多。对"子谷秬黍"的品种历代就有"黑黍"、"上党羊头山黍"、"高粱米"等数种理解；对黍粒之大小、丰秕也有不同看法；而对黍的摆放又有纵累、横累之争。近年万国鼎、丘隆、丘光明等选用不同类黍、不同测量方法，从不同角度检验得出相同的结论为：凡选用适当的黍，择其中等大小者，横排一百粒，其长度皆在 23 厘米左右，误差在 0.1 厘米左右。《伤寒杂病论》经方中尺仅使用 2 次，即麻子仁丸、厚朴大黄汤中用到尺，蜜煎方中用到寸，以尺、寸计量药物剂量在经方中所用寥寥，影响不大。

（二）经方容量单位剂量考证

《汉书·律历志》载"量者，龠、合、升、斗、斛也。"规定了容量单位，二龠为一合，十合为一升，十升为一斗，十斗为一斛。以黄钟、累黍定一龠的容量，即以九寸长的黄钟律管，管内所容 1200 粒中等大小黍粒这样一个实体，定出一龠的容积。以龠为基本单位，推而得知合、升、斗、斛四量。

经方中容量单位多用于计量煎药加水量以及汤剂服药量等，也有用于计量药物，如半夏、五味子、吴茱萸、麦冬、薏苡仁、杏仁、麻子仁等药物有时以升计量。单纯从计量相对准确的角度看，我们今天煎熬中药时对煎药加水几乎没有规定用量，基本都是没过药即可，而对中药的计量，以容量单位计量中药的很少，几乎不用，而今天处方用药量多以重量单位克计，因此有必要搞清楚经方中这些容量单位计量药物的用量。

晋·陶弘景在《神农本草经集注》中记载"以药升分之者，谓药有虚实轻重，不得用斤两，则以升平之。药升合方寸作，上径一寸，下径六分，深八方。内散勿按抑，

金银丝绵并与药同，无轻重矣。古方唯有仲景而涉今秤，
若用古秤作汤，测水为殊少，故知非复秤，悉用今者耳"
的记载，认为东汉药秤是普通秤的二分之一，如 1959 年中
国中医研究院编写的《伤寒论语释》就认可此说法。

从考古计量学的角度看，丘光明认为东汉的"权"（测
定物体重量的器具）大部分是杆秤用的秤砣，不都是砝码，
东汉权单位量值混乱，正是此时期权从砝码向秤砣转变的
重要标志。同时她也承认东汉确实存在不合法定标准的量
器，有地区性的，有行业性的，情况十分复杂。从文献及
实物角度看，东汉时代应存在两种不同称量，从现存衡器
秤砣和砝码看，杆秤和天平很可能是当时重秤与官秤两种
不同的称法，一般杆秤制造工艺简单，使用和携带方便，
但精度较低，且汉末后量值逐渐增大；天平砝码即药秤。
对两种称法换算量值的复杂性是显而易见的，有待研究。

2. 依据临床实践常用量换算

此法萌芽于宋代，宋代因煎服法、剂型发生改变，散
剂盛行，临床实际药量较前代明显改变，如《太平圣惠
方》所用药量为古今方书中最小。这些改变和《太平惠民
和剂局方》的影响有很大关系。"和剂局"是宋代官府设立
的"药局"，专门掌管药材和药剂的经营业务，煮散在设立
"和剂局"时最为流行,，有官方倡导因素。有人统计，《太
平惠民和剂局方》的 288 方中，散剂方 241 个，采用煮散
法者 132 个，比例很大，其他如丸、丹和饮剂，亦有采用
者。《太平惠民和剂局方》中常于方后列"上为粗末，每服

三钱，水一盏……煎之七分，去渣温服。"宋代科学家沈括注意到这一现象，他在《梦溪笔谈》中说："古方用汤最多，用丸散者殊少，煮散古无用者，唯近世人为之……近世用汤者全小，应汤者皆用煮散"。宋代散剂何以如此盛行？当时医家庞安时《伤寒总病论·卷六》记载："唐自安史之乱，藩镇跋扈，至于五代，天下兵戈，道路艰难，四方草石，鲜有交通，故医家省约，以汤为煮散。"可知散剂应用的目的在于节省药材。至于散剂应用之数量，一般是煎剂量的 1/5 ~1/2，即"或一方面取其半剂，或三分之一，或四分之一，或五分之一。"可见，由于受时代影响，剂型改变，加之官方规范推广等因素，药物用量较前减少了 1/5~1/2，并对后世有所影响。至明代用药量亦较轻，以万历年间任职太医院的龚廷贤所著《寿世保元》为例，书中汤剂药物多为一钱、二钱或几分，特殊者如眩晕证姜附汤干姜二两、大附子一枚之类重剂极少。万历年间是明代医学发展的高潮时期，期间名医辈出，名著相继问世，如《本草纲目》《证治准绳》《针灸大成》及王肯堂、张景岳、陈实功、龚廷贤等。李时珍在《本草纲目》中"今古异制，古之一两，今用一钱"的说法对后世影响很大，如 1964年版的《伤寒论讲义》、1979 年版湖北中医学院主编《伤寒论选读》、1995 年版段富津主编《方剂学》等均采用此说，以经方用量一两折合今之 3 克，并影响到临床对经方剂量的认识。柯雪帆坚持以实物考证说立论，认为"医生对某一种药物的习惯用量是一回事，东汉剂量折合今制是另一回事"。

3. 考古实物考证说

该说起于近代，然而影响最大。吴承洛据"律管，以古黄钟律为度量衡之根本标准"，"圭璧、货币，以其法制验度量衡之制"，所取标准物有累黍法、律管、圭璧、货币等，举证大量史籍和当时实物实测数据推出一两合今之13.92克。其相对系统的考证及结论对近代影响很大，迄今仍多为采用，如《中药大辞典》记载的经方剂量换算，之前提到的中国中医研究院编写的《伤寒论语释》也参考此折算，但认为东汉药秤为普通秤的二分之一，从而认为经方剂量一两折合今之6.96克。柯雪帆则根据现藏中国历史博物馆的据铭文定为和仲景同时代颁布的"光和大司农铜权"推算东汉1两折合今15.625克，并认为经方剂量亦应依此标准，近年来有医者从其说。丘光明等却提出新的观点，认为大司农铜权上未刻标称值，尚难折算此权量值，现存东汉小量值权数量较多，大部分是秤砣，用统计法测算、分组确定东汉一斤的量值很明显不是250克；从现存权综合来看，新莽时有标称值的多件环形砝码量值绝大多数在250克以下，东汉则更为复杂，从权的刻铭及各种因素综合推算，东汉一斤量值暂约定为220克。

（四）非标准重量单位计量药物用量考证

凡去过中药铺购买中药的人，都会抱怨药铺老师傅太马虎。一张药方三帖药，每一味药三份一起称，称好后分摊在三张黄色包装纸上，这样能准确吗？有的师傅甚至从药匣里抓一把连称也不称就成了，这也太玄了吧！殊不知，中药自古以来就是"约估计量"，不用秤，不用量，光凭用手抓，俗称之"抓药"，就是这个道理。"三指撮"是古代的约估计量单位。"撮"是用两三个手指头取物。"三指撮"是特指用三个手指头撮取药物的量。如《金匮要略》记载"风引汤，除热瘫痫……上十二味，杵，粗筛，以韦囊盛之。取三指撮，井花水三升，煮三沸，温服一升。"说明"三指撮"已经是较为固定的量值应用。此外，中药多为植物，药用部分有根、茎、皮、叶、花、果、核仁等，因此经方中用药常根据药材的外形、性状进行"约估量计"，如枚、个、把、掬、束、茎、片等，经方中大枣、半夏、杏仁、栀子、枳实、栝蒌实、乌梅、䗪虫、虻虫、射干等有时以"枚"计量，后世医家亦有应用。还有酒、水、茶、汤等流体，以盅、杯、盏为单位。这些约估计量单位，即使在度量衡很完善的今天仍存留在方剂中，如大枣用枚，葱白用茎，蜈蚣、蝎子用条，生姜用片计等。而且，在后来的记载中，也尽量使这些"约估量计"准确量化，如《本草经集注》就讲："凡方云巴豆若干枚者，粒有大小，当先去心皮竟，称之，以一分准十六枚。附子、乌头若干枚者，去皮竟，以半两准一枚。枳实若干枚者，去核竟，以一分准二枚"，橘皮一分准三枚。枣有大小，三枚准一两。云干姜一累者，以重一两为正……凡方云某草一束者，以重三两为正。云一把者，重二两为正"。看来约估计量，也有规范。

此外，经方中对丸药的计量也是采用"约估量计"，如乌梅丸"丸如梧子大"、麻仁丸"如梧桐子大"、理中丸"如鸡子黄许大"、大陷胸丸"如弹丸一枚"、大黄蟅虫丸"炼蜜和丸小豆大"、薯蓣丸"弹子大"等描述，即是采用实物比照大小用量。还有经方中散剂的计量常采用"方寸匕"、"钱匕"等计量，如三物白散服用就提到"强人半钱匕"、白术散"可一钱匕"，牡蛎泽泻散"和服方寸匕"、五苓散"白饮服方寸匕"等。

可以看出，因时代特殊性有很多特殊药物计量法，就其相关药物实测转化为重量单位的报道也很多。后世对于这些计量进行了很多文献考证及研究，但多是各执己见，难成一致。如有人认为"方寸匕"其形如刀匕，大小为一寸见方，故名一方寸匕，折合成现代公制，约为 2.74 毫升，盛金石药末约 2 克，草木药物约为 1 克。"钱匕"：最早用汉五铢钱量取药末，以不散落为一钱匕；量取药末至半边者为半钱匕；以药末盖满五铢钱边的五字为钱五匕。一钱匕约为 2 克，半钱匕约为 1 克，钱五匕约为 0.6 克。《中药大辞典》记载为方寸匕约 2.74 毫升，合金石药 2 克、草木药 1 克左右。《中药辞海》载方寸匕合今 6～9 克。关于"钱匕"，《中药辞海》用汉五铢钱量约合今 2 克。《中药大辞典》一钱匕合一方寸匕的十分之六七。《伤寒论讲义》则以一方寸匕折合 1.5～1.8 克、一钱匕折合 6～9 克为古今剂量折算依据。以上各家数据出入原因主要在器型选材上，均可参考。

三、经方剂量折算认识现状

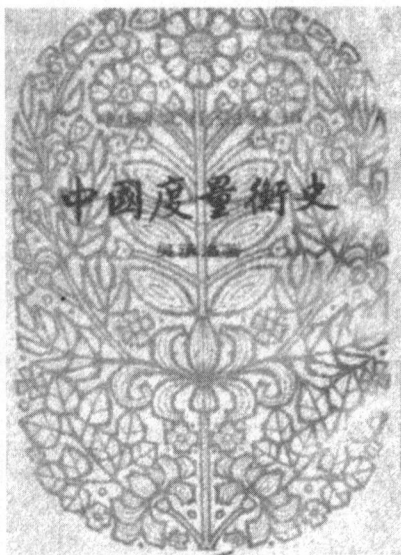

吴承洛著《中国度量衡史》

可以看出，虽然对于东汉度量衡的考证可以明确，然而，由于对经方剂量的争执存在已久，长期以来都是中医界争论的焦点。这一现状一定程度上影响了经方的应用及对临床、新药研制的指导意义。目前，根据不同的推测方法，对经方剂量的认识主要有以下几种。

（一）从文献、史籍记载继承经方剂量

历代医家对经方的继承，散见于他们的著作、论述中，后世医生常根据文献记载的临床常用量，来传承仲景用药的剂量。如明·李时珍在《本草纲目》中说："今古异制，古之一两，今用一钱可也"，认为一两折合一钱应用。而清·徐大椿在《医学源流论》中则说："自三代至汉晋，升斗权衡，虽有异同，以今较之，不过十分之二。"

认为汉代一两，当时可用二钱。清·汪昂在《汤头歌诀》中说："大约古用一两，今用一钱是矣。"则与同时代的徐大椿不同，而认同李时珍的说法。可以看出，经方剂量的折算，甚至同时代也不尽相同。高等中医药院校教材多依李时珍说法，以经方剂量一两折合今之3克。而根据陶弘景的药秤、药升计算，一两折合今之1.6克，此观点一直被日本汉方医家所遵循，为日本汉方的常用量。陶氏药秤折算出的重量特别轻，容量特别小。现代考证认为陶氏所谓的"十黍为一铢"当为"十累为一铢"之误，也可能原文是"十黍为一累，十累为一铢"传抄讹漏所致。实际上陶氏之后，没有人按照这个计算法来推测仲景用药剂量；吴承洛根据史料记载，并根据古代货币和嘉量间接核算考证，在其《中国度量衡史》中认为汉1两合今之13.92克，1升合今之200毫升，1尺折合23.04厘米。在20世纪60～70年代，这个数字一般认为比较可靠。因此，1973年版的《中医名词术语选释》、1979年出版的《中药大辞典·附篇》、《简明中医辞典》都引用了上述数据。这种推算方法及其所得数据比较可靠，但是也有不足之处。一是秦汉时期的钱币，由于当时不同地区、不同时间及铸造技术等原因，其重量出入较大，同样是五铢钱，重量并不一致；二是年代久远，难免侵蚀磨损；三是只能根据嘉量的图形、文字记载及其复制品间接推算。因此，上述数据不可能十分精确。还有，一方面根据吴承洛《中国度量衡史》考证的"汉1两相当于13.92克"，一方面引用唐·苏敬编的《新修本草》："古秤皆复，今南秤是也。晋称始，后汉末以来，分一斤为二斤，一两为二两耳，金银丝绵，并与药同，无轻重矣。古方唯有仲景而涉今秤，若用古秤为汤，则水为殊少，故知非复秤，悉用今者耳。"《新修本草》中的这段话，认为东汉时有药秤，为普通秤的二分之一。因此，把《伤寒论》与《金匮要略》两书中的一两折为6.96克，1959年中国中医研究院编写出版《伤寒论语释》与1974年出版《金匮要略语释》两书均采用此折算剂量。苏敬所说的"今秤"是指唐代的小制，但是，这一段记载不能证明《伤寒论》与《金匮要略》中的药物计量是东汉普通称量的二分之一。

（二）从实物之佐证推测经方剂量

科学的态度是实事求是，随着考古的新发现，东汉文物的出土，经方剂量的折算显得愈来愈明确，如果说文献记载由于历代变迁，难免会出现讹误，那么，引入实物之佐证去确定经方剂量，则体现了经方用量传承上的进步。结合东汉度量衡与当代度量衡单位对应折算的确定，经方用量也越来越符合其原貌。许多医家从实物考证角度试图客观反映经方剂量折算。如依据《中国度量衡史》对汉代衡值进行了考证，得出1两折合今之13.92克的结论；依据古代货币和嘉量间接核算及古衡器和量器直接核算等方法，得出1两折合今之15.625克，1升折合今之200毫升的结论。

三、经方剂量认识根源及问题

由上可知：汉之一两折合今之
3g，主要是依据明代李时珍"古之一
两，今用一钱可也"而来，并影响至
今，然而它经不起严格的史料考证，
也经不起出土文物的直接验证，与东
汉度量衡的古今实际折算存在明显差
异，因而将这种折算关系强加于经方
剂量折算则不符合仲景时代方药用
量。但是，目前教科书中的经方剂量
折算方法多依据此说，影响较广。

日本学者按汉之一两折合今之
1～1.6克，主要是依据"神农秤"
之说，然而从史料上考证，梁·陶
弘景及唐·孙思邈本人均没有应用
"神农秤"，后世的方书也鲜有提及
"神农秤"的，故"神农秤"在中医
学上没有实际应用。而且现代考证基
本上认为陶氏之说属于传抄讹误。虽

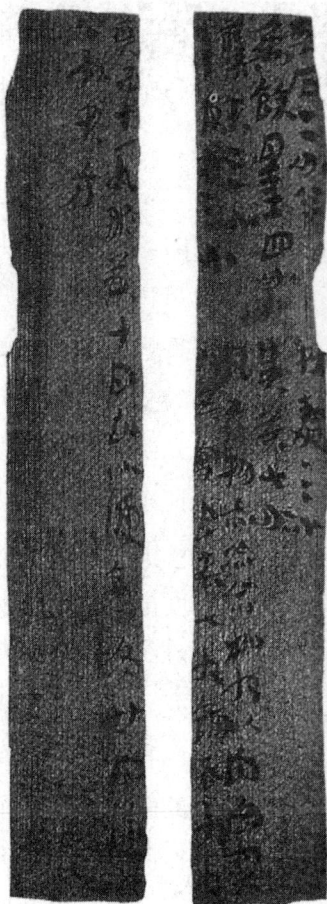

武威汉代医简

然日本学者一直接这一剂量在临床处方用药，并且也取得较好的疗效，但国内很少应用。

柯雪帆对于经方剂量的实测考证，及其进行的实证性研究，为经方剂量研究提供了一定思路和方法。但是，其考证的汉之一两合今之 15.6 克左右，主要是根据对出土的汉代衡器（主要指西汉、新莽衡器）的直接测量，严格说来与东汉后期成书的《伤寒杂病论》时代计量单位还有出入。

综上所述，近年就经方实际用药剂量的研究成果是肯定的。吴承洛最大的特点是文献资料极为丰富，由于受历史条件限制，对所引述的大部分史料实物佐证似嫌不足。柯雪帆就一件权威文物的研究结论，若结合当时各种行业性的、区域性的实际情况和更多实物佐证更令人信服分析。丘光明从考古实物佐证、史料记载等全面、综合、真实的考证东汉度量衡史实，其研究成果是肯定的。记载其成果的《中国科学技术史·度量衡卷》"是迄今为止最权威的中国度量衡史著作"，然就其现存实物对文献的印证，各医家颇难统一，如对药升、药秤不同理解的解释，有待进一步研究。近代中医界对经方和今人用药量差异的原因关注较多，我们以为，在古今剂量换算的真实量值及各家争论焦点的解释明确之前，对两者差异本身及原因的解释均属主观推测。因为研究仲景当时实际用药剂量是一回事，对其换算量值差异及原因的研究和以其量值指导现代临床是另一回事。中药临床用量大小不一，差异悬殊，既有药物因素，又有疾病、地区、季节、病人个体的差异等原因，中药剂量标准的研究也是摆在我们面前刻不容缓的问题。我们相信随着新技术新方法的应用，考古实物文献的进一步丰富，对经方真实剂量终会还其历史本来面目，并指导和影响当今中医药临床实践，最大限度地提高中医药疗效并保证临床用药安全。

第四章

经方剂量折算探秘

一、经方剂量折算研究背景

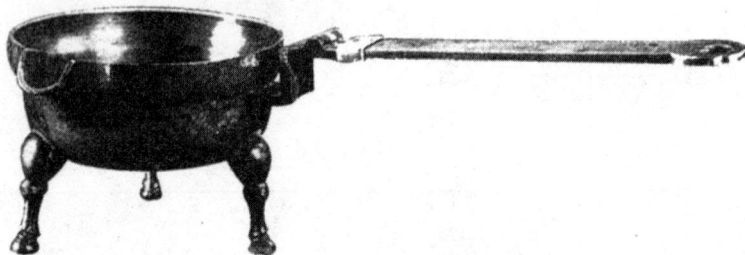

单流折柄银铛

西安何家村唐代窖藏出土，铛沿有半圆形短流，腹部安有长柄，器内墨书题字"暖药"，表示此器系唐代温药器。古代熬药每剂仅煎一次，分服时常需温热，如《伤寒论》于方后煮法常注明"去渣，温服一升，日三服"，或"煮去二升，去渣，分温三服"，《千金》等文献中唐代服药习惯亦如是。窖中同时出土"暖药"的单流金锅等相关成套药具。

张仲景《伤寒杂病论》的问世，体现了医学的总体水平，特别在临床治疗方面，有了新的发展与提高。从该书内容及其自序看，它是一部以《内经》基础理论与临床实践相结合的产物，故书中对各种疾病的论述，亦可谓有论、有说、有理、有法、有方，体现了理、法、方、药的系统治疗学理论体系。在辨证方面，对病与病、证与证、病与证之间的关系，充分显示了辨证的思想，体现了六经辨证，脏腑辨证，阴阳、表里、寒热、虚实辨证等具体方法。在治疗方面，充分反映了"法"在治疗中的意义和作用，使治疗方法由朴素的感性的方法过渡到理性指导的阶段。对方剂学的发展，已达到了比较成熟和完善的阶段。方剂从简单的不稳定的经验方过渡到有方名、有主治、有相对稳定的药味、有剂量、有制法、有服法、有禁忌等，使方剂这一药物治疗的重要形式成为系统的理论。

总之，张仲景《伤寒杂病论》的问世，承前启后，具有划时代的意义，体现了理论与实践相结合的精神，创立了辨证施治的体系，内容涵盖临床各科（包括"伤寒"与"杂病"、"妇人病"等），对后世医学的发展产生了巨大的影响；其所载方剂被后世誉为"经方"、"方书之祖"。经方1700多年来在临床上以其疗效卓著而广为应用，后世清代伤寒家的崛起，近代经方家的出现，日本古方派的实践，都说明了经方的影响及其重要性。因此，从经方入手研究方剂组方配伍规律具有深刻的现实意义。

众所周知，药物的配伍和剂量的变化，是中医方剂学的重要组成部分。配伍一方面是不同药物的配伍，另一方面则可能主要体现在剂量的配伍上。随着经方中的药量增减变化，方义、主治亦随之变化，方剂就成了另一个方剂。不同药物的配伍变化随着对药物的认识深入及临床实践的验证则较易把握，而剂量作为一个量化不定的因素则显得较为灵活。经方剂量更是如此，成为"不传之秘"，即"经方的一两应该折合现今多少克"众说纷纭，从古至今都不乏医家探讨此问题，也是医生应用经方面临的问题。

成书于东汉年代的《伤寒杂病论》其所用剂量有其时

代背景，其所用剂量基本上符合东汉年代的度量衡单位，然而，由于朝代更替，制度变迁，各个不同时期在测量时所用的单位名称和量值，既不断传承，又不断在变化，加之后世医家不同经验认识，对于经方剂量折算产生见仁见智的分歧。因此，要弄清经方剂量的真实剂量折算，离不开对我国历代度量衡沿革及其对医药用量单位影响的研究。

目前，我国对经方度量衡计量单位换算方法说法不一，比较权威性的有：①高等中医院校教材:《伤寒论讲义》"古今剂量折算表" 1 两折合 3 克，1 升折合 60～80 毫升。②中医研究院编写的《伤寒论语释》《金匮要略语释》云秦汉时 1 两为今之 6.69 克。③中医研究院等编写的《简明中医辞典》、江苏新医学院编的《中药大辞典》附篇，均依据吴承洛《中国度量衡史》记载的东汉 1 两折合 13.92 克。对经方剂量的争执已存在较久，似乎都有根据，但是又都没有令人信服的依据，以致长期以来经方剂量成为中医界的焦点，至今经方的剂量折算尚无定论。一定程度上可能影响了经方的应用及对现实的指导意义。目前临床上中医诊病大多以现代科学先进的检测手段与传统诊法相结合，准确率大大提高，但临床疗效有时却不能令人满意，与经方相比，当今临床处方药味越来越多，存在处方主观性、随意性较大，中医教学、药典中药规定参考剂量与临床实际用量有差距，参考用量形同虚设，只有到发生医疗事故时，才搬来《药典》参考。因此有必要运用现代科学的方法对这些问题进行探讨，采用经方与现代处方的比较研究，以冀能够更加发挥经方的临床运用，势必对中医医疗、科研、古代文献挖掘等具有一定的现实意义。

三、经方剂量折算研究思路

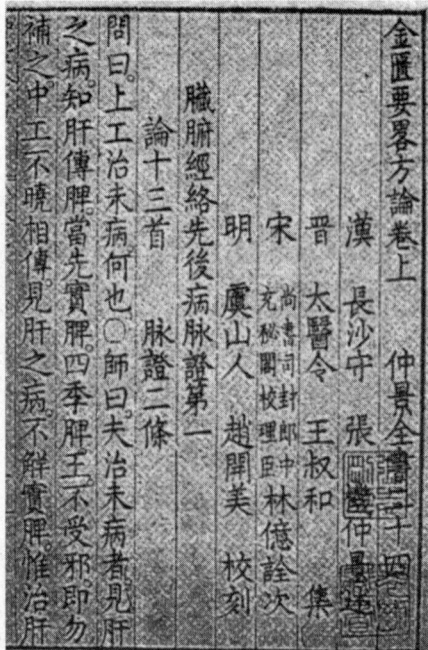

明万历年间赵开美校刻《金匮要略》

对于经方剂量应实事求是，科学对待；根据多年来在实践中及阅读文献中的发现，即经方与今方相比药味明显减少，根据药物作用量效曲线，考虑经方单味药用量可能较大。经方的关键在于疗效，因此，以量效关系为切入点，可对经方剂量折算研究提供思路及探讨。

（一）医家论述

仲景方剂量折算，历代文献、医家多有相关记载及论述，其中存在明确的差距。如梁·陶弘景《名医别录》记载："古秤惟铢两而无分名，今则以十黍为一铢，六铢为一分，四分成一两，十六两为一斤。""药以升合分者，谓药有虚实轻重不得用斤两，则以升平之，十撮为一勺，十勺为一合，十合为一升，升方作上径一寸，下径六分，深八分。"陶氏所说："古秤惟铢两而无分名"，这一论述应该是符合事实的。但又有"六铢为一分，四分成一两"，陶氏在铢和两之间增加了一个单位"分"，则不符合当时的度量衡事实，其所处时代尚无"分"这一计量单位。而"撮"、"勺"等更不属于计量单位。陶氏所记载的十黍为一铢，则与历史上有关秦汉一百黍为一铢的公认说法矛盾。唐·孙思邈《备急千金要方·序例》转引陶氏这段原文后，又加了一段注文："此神农之秤也。吴人以贰两为壹两，隋人以叁两为壹两，今依肆分为壹两称为定"。从中看出对经方剂量折算的不确定性。明·李时珍在《本草纲目》中说："今古异制，古之一两，今用一钱可也"，直接认为一两折合一钱。从李时珍的论述可以看出，他认为"古之一两，今用一钱可也"，并非有客观的根据，东汉时的一两，就相当于明代的一钱。而清·徐大椿在《医学源流论》中说："自三代至汉晋，升斗权衡，虽有异同，以今较之，不过十分之二。"说到汉代 1 两，当时可用 2 钱。而同时代的汪昂在《汤头歌诀》中说："大约古用一两，今用一钱是矣。"可以看出，不同时代，甚至同时代医家对经方剂量也不确定。而唐·苏敬《新修本草》提到的："古秤皆复，今南秤是也。晋称始，后汉末以来，分一斤为二斤，一两为二两耳，金银丝绵，并与药同，无轻重矣。古方唯有仲景而涉今秤，若用古秤为汤，则水为殊少，故知非复秤，悉用今者耳。"

亦提出药秤之说，但此"药秤"又非陶弘景、孙思邈提到的药秤。可见，医书历代传抄，度量衡单位十分混乱，古代医家对经方剂量所下的结论多数都未阐明其依据是什么，常常出现乖异不一之处，甚至在一段话中前后涉及不同时代不同的单位制，再加上错漏的字句，更造成说法不一。因此，对于医家论述应该客观全面地看待，避免以偏概全。

目前经方剂量所取的汉之1两折合今之3克，主要是依据明代李时珍及清代一些医家的说法，但从计量学、度量衡史的发展角度来说，此折算方法经不起严格的史料考证，也经不起出土文物的直接验证，不符合仲景方药原貌。汉之1两折合今之13.92克，则是吴承洛对吴大澂、刘复分别根据新莽货币、嘉量推算的数字平均，得出新莽时1两为13.9206克，根据东汉度量衡承新莽制度未变，得出东汉的称量与新莽同，这个说法在20世纪60～70年代得到较普遍的认同。但是随着考古的发现及度量衡研究的进展，表明虽然度、量基本上东汉与秦、西汉无甚变化，但东汉衡即重量单位量值则呈下降趋势。其次，吴承洛的结论亦缺乏实证，因此也存在一定的可疑性。1两折合今之6.96克，则是一方面依据吴承洛《中国度量衡史》的数据，一方面则根据唐·苏敬编的《新修本草》指出的东汉时有药秤，为普通秤的二分之一，故将1两折合为6.96克，苏敬所说的"南秤"，尚无可考史料作证，而且从汉、晋、隋、唐度量衡演变的史料看，这一段记载不能证明经方用量是东汉普通称量的二分之一，因此，也缺乏可信度。

（二）度量衡考证

《伤寒杂病论》方的剂量 1 两究竟等于多少克，这是历史的史实。科学的态度是如实再现其原貌。而中医界不少医家却把《伤寒杂病论》方剂量的史实与其剂量是否适用于今人的疑虑，及个人使用其方剂量的习惯相混淆，结果是以主观的臆测取代了史实的考证。科学的态度是，应参考度量衡考古及文献研究，实事求是，真正还原经方本来面目。通过与考古及计量等学科相关部门的合作，为经方古今剂量折算提供理论数值。

如今考古界多认为秦汉四百多年间度量衡制是统一而且相对稳定的，西汉、新莽、东汉三个历史时期中，长度、容量单位量值均沿用秦制，基本是 1 尺折合今之 23.1 厘米，1 升折合今之 200 毫升，在四五百年间几乎保持准确传递而没有出现实质性的变化。唯独重量单位，单位量值却呈直线下降，明显低于秦和西汉，较新莽时期亦呈下降趋势。因此，根据考古、度量衡研究等新进展，成书于东汉末年的《伤寒杂病论》应该 1 斤约等于 220 克，1 两约等于 13.8 克，1 升约等于 200 毫升，1 合约等于 20 毫升；1 尺约等于 23.1 厘米。这样才符合文献史籍记载，而且有实物佐证，应该就是仲景方药的实际用量。至于经方实际用量是否适用于今人，执否定意见者有之，执肯定意见者亦有之，可以另作为一个问题加以探讨。

（三）实践实证

今天探讨仲景方剂量折算，目的是发挥经方的现实指导应用意义，因此，归根到底还要符合实践、认识、再实践、再认识的过程，不应只停留在文献，重要的是恢复仲景经方剂量原貌，从药、量两方面探讨其组方法度、配伍规律。由史料、实物核算出来的数据，具有较大的可信度，同时还要接受医药科学实践的检验和佐证，有必要运用科学验证的方法，对经方剂量折算的确定进行实证，避免仅仅专注于文献记载的争执。因此，引入动物实验实证研究、临床调研、经方中非标准重量计量单位计量药物配伍比较等方法，进行经方剂量实证研究，不失为较为有效的研究仲景方剂量的途径。

1. 比较不同剂量经方的量效（毒）关系，推算合适经方的剂量折算标准

针对经方剂量古今折算的不同说法，选取经方进行不同折算剂量量效（毒）关系比较研究，通过动物实验的方法进行药效学、毒理学研究，比较不同折算剂量经方作用的药效及毒理，寻找可能的安全、有效的剂量折算标准。以桂枝汤为例，桂枝三两，芍药三两，甘草二两，生姜三两，大枣十二枚，分别按照一两折合 3 克，一两折合 6.96 克，及考证的经方一两实际折合剂量等进行不同量效学研究，设立不同剂量组，复制酵母致大鼠发热模型，采用不同折算剂量桂枝汤干预，观察不同折算剂量桂枝汤的量效关系，比较不同剂量组疗效，从而探讨其可能的折算剂量的准确性。

2. 比较古今临床处方剂量，研究可能的经方剂量折算方法

虽然东汉距今已近2000年，在这2000年的历史跨度内，人的身高、体重、体质及抵抗力都发生了一定的变化，药物的产地、质量、成分含量、农药残留量也都发生了一定的变化，但是2000年在人类进化的历史上不过是弹指一挥间，关于人体与药物量效的关系可以有一定的变化，但不可能有几倍的差距。因此，根据经方剂量古今折算的不同说法，采用现代流行病学研究方法，对《伤寒杂病论》方剂按照不同的折算方法进行统计，对现代相当数量的临床中医处方现状进行临床调研，进行不同折算经方剂量与现代处方比较研究，分析古今方剂处方的变化规律，从而分析经方可能的折算剂量，也成为研究其剂量折算的一种可行的方法。

3. 通过非标准重量单位计量药物研究，推测经方剂量折算标准

中医方剂的组方，有其不同药物品种和剂量配比规律，在《伤寒杂病论》中，不少药物是可计数药物，如附子几枚、杏仁多少个等等。这些药物2000年后质量大小不会发生明显变化，那么，从研究经方的角度看，这些药物在方中起到了稳定处方平衡性的作用。可以通过对这些药物与不同折算剂量药物组方配伍研究来推断度量衡单位计量药物的剂量折算标准。对经方中可计数药物（如枚、个及大小）的用量进行实际测量、折算，计算药量，然后，与方剂中其他药物不同折算条件下剂量对比，分析方剂组方配伍是否合理，并可与其现代常用剂量对比，比较非标准度量衡单位计量药物用量古今变化。如以四逆汤为例，方剂组成有炙甘草二两，干姜一两半，附子一枚，实测一枚附子的平均重量，然后与不同折算剂量炙甘草、干姜剂量比较，通过附子用量在整个方中配伍的合理性，探讨可能较为符合仲景原意的剂量折算方法。

总之，全面客观地看待经方剂量折算问题，开展经方剂量与现今度量衡折算实证研究，将会对于经方剂量的确定提供事实依据，从而加深对中医组方法度、药物和配伍的认识，对于临床合理用药产生重要影响，特别在新药研发、临床教学及实践中具有指导意义，能促进中医治疗学的发展和进步，也为文献释疑提供一种思路和方法。当然，以上的研究方法，在思考和研究经方剂量问题时的一些认识和做法，未必十分妥当，只是期望起到抛砖引玉的作用。期待全国中医界有更多的同行注意、研究这一问题，得到更多可信的结论，破解这一千古之谜，更好地发挥经方的作用，阐释方剂的配伍组方规律，提高临床疗效。

三、中国度量衡沿革及药物计量变化

　　自从阶级社会形成，度量衡便成为百物制度的标准。秦统一六国后秦始皇统一度量衡，至汉确立了我国两千多年的度量衡制度，即黄钟累黍法定权衡。《汉书·律历志》对度量衡单位有明确的规定：度者，分、寸、尺、丈、引也，十分为寸，十寸为尺，十尺为丈，十丈为引。量者，龠、合、升、斗、斛也，合龠为合，十合为升，十升为斗，十斗为斛。权者，铢、两、斤、钧、石也，二十四铢为两，十六两为斤，三十斤为钧，四钧为石。然而，朝代更替、制度变迁，各个不同时期的度量衡既不断传承，又不断变化。从出土的《五十二病方》《武威汉代医简》《黄帝内经》十三方到

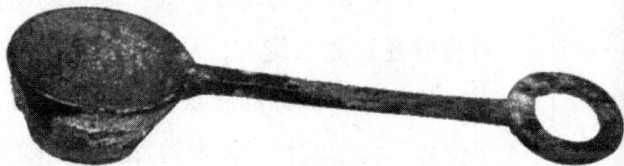

汉铜药量

东汉张仲景《伤寒杂病论》的药物剂量记载可以看出，用药剂量精确度方面有了显著进步。《伤寒杂病论》中使用的药物计量单位多为东汉时期通行的度量衡单位，如重量单位斤、两、铢，容量单位合、升、斗、斛，长度单

位尺、寸等。一方面与两汉度量衡的应用普及有关，也与医学的发展要求相适应。药物用量的规范、精确也是《伤寒杂病论》备受推崇、流传甚广的原因之一。医药关乎生命，药物用量历来受到医家重视，"中医不传之秘在量"之说一定程度上也反映了药物剂量的重要性。中医学是一门经验医学，从神农尝百草到《伤寒杂病论》，医药用量愈来愈精确。然而，药物用量随着历代度量衡变革，仍然发生着变化。正所谓"凡看古方类例，最是朝代沿革，升、合、分、两差殊"。

（一）中国度量衡沿革

人类对数和量的认识，可以追溯到原始社会。如果说人类的历史同时也是制造工具的历史，那么原始的测量则几乎和人类本身一样古老。人类从制造简单的工具开始，就产生了量的概念，同时也开始了测量活动。随着人类的进步，测量的范围逐步扩大，测量的精度逐步提高，测量的数据开始要求统一，从而出现专用的测量单位和器具。不同地区以不同标准制定出不同的单位，这些大小不同的单位并不会影响科学技术的发展。但随着生产水平的提高、交通的发达、商业交流的频繁，对度量衡的统一提出了一定的要求。

春秋战国时期，许多诸侯国的度量衡从尚未建立完备的制度到逐步向先进国家学习。此时，由于诸侯割据，政治经济制度不统一，度量衡也无法得到统一。随着秦统一六国，为度量衡的统一提供了政权保障，根据现代出土的商鞅铜方升及秦权、秦量来看，方升上加刻的秦始皇统一度量衡四十字诏书，"廿六年，皇帝尽并兼天下诸侯，黔首大安，立号为皇帝，乃诏丞相状、绾，法度量则不壹歉（嫌）疑者，皆明壹之"。简要地说明了统一度量衡的历史背景和对统一的要求，也说明了自秦国变法至始皇统一全国，度量衡制是在沿用秦制的基础上推广至全国并达到统一的。

秦代的统一局面只维持了 15 年，汉兴以后，度量衡仍承秦之遗制，从度量衡史来看，汉代无论是在文献的翔实、理论的完备和度量器物数量的众多，还是在度量衡器的设计准确、制造精美等方面，都是历代之冠。它不仅是我国度量衡史上的成熟阶段，而且是一个承上启下的阶段。经西汉至新莽改制，又经历了 200 余年。王莽立国，由于政治上的需要，提出全面复周礼，度量衡也要以《周礼》重新加以整齐划一。实际上周制已无所据，新莽的改制只能是在秦汉（西汉）制度的基础上进一步完备和发展。由于新莽时期"改制"是理论与实际相结合的，因此它代表了一种空前完整的制度，不仅是古今学者考证的重要依据，而且也是三国以后历代修订度量衡制度的主要理论依据。

东汉末年政权腐败，阶级矛盾、民族矛盾更为激化，最后出现了三国鼎立的局面。魏晋立国，度量衡皆以承袭汉制为主，单位量值略有增长，也都是随俗而变。西晋政权崩溃后，出现了长达 270 多年的南北分裂，南方政权虽递嬗频数，但不论是东晋乃至宋、齐、梁、陈各个朝代，都是西晋政权的继续，直到隋朝统一，始终享有正统的威望。从度量衡制来看，南方各朝仍基本延续秦汉旧制，单位量值也力求以汉魏之数值为官方所定之制。这一点不仅在晋、隋两代《律历志》以及相关著作中有所记载，还可以从留存至今为数不多的器物上得到证实。十国虽属五个少数民族建立的政权，但他们长期留居中原，吸收了汉族封建文化，对封建制度本身并不起破坏作用。其度量衡制与东晋没有明显的不同。

在中国度量衡史上量值发生突出变化的是北魏以及它的继承者东、西魏直至北齐、北周（即北朝后期）。致使尺度从 25 厘米增至 30 厘米左右，容量和重量更是成倍地增长，"南人适北，视升为斗"，出现了南北分治时度量衡的概貌。

经历了三国、两晋、南北朝的混乱之后，隋文帝在开皇年间就下令统一度量衡与钱币，新铸五铢钱置于市，前朝旧钱一律废除，即文献记载的"三代以来，权量之制，自隋文帝一变"。从《隋书·律历志》以莽制与隋制相比，可知隋一尺合今 29.6 厘米，一升约在 600 毫升上下，一斤约合 660 克左右，较之前代，量值增大。隋炀帝好古，曾下令汇编他执政时期的律令，又于大业三年壬辰"改州为郡，改度量权衡，并依古式"。《隋书·律历志》"开皇以古斗三升为一升，大业初，依夏古斗。"又云："开皇以古称三斤为一斤，大业中依复古秤"。隋虽仅历二世，度量衡则有两次大变更，即文帝沿袭北周之大制，而炀帝则依复

"古"制。隋炀帝时再次推行古制，虽实未能得以推广，正如《隋志》所云："开皇官尺，大业中人间或私用之"，却成为唐代确立大小（古）制的肇始。所谓小（古）制，吴承洛《中国度量衡史》已有详细的考证，云"隋志所谓古制，实即新莽之制"，指的是以莽制为代表的秦汉之制。从量值上看，尺度、容量均无大的争议，唯权衡之制，一斤究竟是沿用秦汉哪一个时期的量值？如前述，认为仍以沿用东汉之值为当，即1斤折合今之220克。唐朝度量衡基本承隋制，有大小二制，大制为因于南北朝增替最后之结果，即隋开皇之大制，小制为隋大业议以合古之小制。

唐朝度量衡基本承隋制，统治近300年间，度量衡管理制度严密，单位制有所改进，单位量相对稳定，重量单位增加了一个"钱"。"钱"这个单位是从铜钱的钱转借过来的。唐初铸"开元通宝"规定，每枚重二铢四累，十枚重一两。此后约定俗成便把十枚铜钱重一两作为一个重量的标准，即十钱为一两，并且在实际运用上取代了二十四铢为一两的汉制，而在民间通行。宋代正式采用"钱"作为法定的单位，此外又把长度单位中的分、厘、毫、丝、忽单位名借用为重量的小单位而置于钱位以下，并全部采用十进位。重量单位采用了钱、分、厘、毫十进制以后，原有的铢、累、黍三个单位也就被废置不用了。

与唐代相比，宋代度量衡情况要复杂、混乱得多，但这种混乱又与南北朝时期有本质的不同。宋代的度量衡毕竟是在统一政权的控制下，官方颁布有各种管理条例，并且经常发放统一制造的标准器至各地，使地方上以及各行业所造成的混乱有所节制。因此，宋代度量衡单位制是承袭隋、唐、五代以来的大量制。

元代虽然也是外族入主中原，为适应被统治地区经济状况，自忽必烈立国始，有关度量衡管理制度多沿袭宋、晋、汉制。元代容量和尺度均较前朝有较大幅度的增长，权衡之值则有所下降。

明代既沿着元代的趋向发展而量值增大，衡制略有减轻，但又不啻于此，而以探求唐宋之制为其渊源，对元制较少论及。明代的量制主要是宋制的沿袭。

清代对度量衡的整饬开始于顺治朝，完成于康乾盛世，度量衡逐步健全，更力求建立科学的标准，最终形成了清政府法定的度量衡制度——营造库平制。

鸦片战争以后，中国由一个独立的封建王国而逐步走向半封建半殖民化。清末海关开放，外国侵略者以武力为前锋，继以频频的经济文化蚕食。自咸丰八年（1858）天津条约订立以后，外国人在商业活动中可以帮办税务，海关主权丧失，各国海关衙门借口中国度量衡庞杂混乱，没有定规，均另设专款条例确立相互折算方法，英制、俄制、日制等纷纷输入我国，出现度量衡繁杂紊乱无所适从的情况。光绪年间，农工商部派员分赴各国考察，以西方科学方法来确定我国度量衡制度，以米制的长度公分（厘米）与重量公分（克）来比对营造库平制，并商请国际权度局制造营造尺、库平两原器、副原器。营造尺首尾长32厘米，原器重 37.305 克、副原器重 37.303 克。

中国封建社会历经 2000 多年，无论战乱频仍，朝代更替，不同民族的统治，度量衡单位量的不断变化始终没有脱离汉代所确立的基本思想，即以黄钟累黍定尺度，以度数计算容积，以立方金属或水定重量标准。尽管在漫长的 2000 多年岁月里，受到科学技术水平的限制，黄钟乐律难以定准，累黍定尺度精度很低，金属、水均受纯度的影响，这些不利的因素成为历代争论而不可确定的因素。

1911 年辛亥革命推翻了几千年的封建统治，中华民国逐渐确立采用公制为标准、辅制（市用制）为过渡，而辅制又系由公制演绎出来，实际上与公制成为一体。1928 年制定《中华民国权度标准方案》，使得我国度量衡与国际接轨。

（二）药物计量变化

从历代医书中有关医药用量的记载大体可以看出医药计量的变化。一方面医药用量具有其时代背景，另一方面医药用量又有其发展变化的特点，尤其是在度量衡变革的阶段。从出土较早的《五十二病方》《武威汉代医简》到流传的《黄帝内经》十三方，可以看出，作为方书，需要明确的药物剂量记载，但药物计量又受到时代科技水平的限制。《五十二病方》剂量具有明显的时代特征，所用剂量单位多是数量、拟量或估量性的。数量是以个体数目计算剂量，适用于个体均匀一致的药物，如枚、束、杯等。拟量是以实物比拟药物的重量或容积，如大如黑菽、鲋鱼如手者七、大如指等。估量是以不确切的估量单位计算剂量，如把、撮、三指撮等。除以上不确切的药物剂量外，也采用了当时的度量衡单位，主要是长度单位的寸、尺和容量单位的升、合、斗，极少用到重量单位，没有铢、两、斤。

与之前药物计量的相对不精确相比较，《伤寒杂病论》中使用的药物计量单位多为东汉时期通行的标准重量单位，如重量单位斤、两、铢，容量单位合、升、斗、斛，长度单位尺、寸等。长度单位虽有固定量值，但用以称量药物则是不精确的估量。《伤寒杂病论》中尺仅使用3次（麻子仁丸、厚朴大黄汤、治马坠及一切筋骨损方），寸仅使用2次（蜜煎方、治马坠及一切筋骨损方）。与《五十二病方》《武威汉代医简》《黄帝内经》等相比，《伤寒杂病论》用药计量更加规范、要求精确。

1. 医药用量单位"钱"的出现及"分"的研究

梁·陶弘景《本草经集注》记载医药度量衡用量，即广为后世传载的"古秤惟有铢两，而无分名。今则以十黍为一铢，六铢为一分，四分成一两，十六两为一斤。虽有子谷秬黍之制，从来均之已久，正尔依此用之"。可以看出，南北朝、汉等医药计量主要是应用其时的累黍定权衡制度确立铢、两、斤等计量单位。

其中提到的"四分成一两"的"分"这个单位，它不是后来通用的钱以下的衡重单位，即1/10钱的"分"；而是六铢为一分、四分为一两的"分"。南朝药秤中的"分"

单位，行用已久。至迟在魏晋时代，药方中已出现四分为一两的药衡制。晋代名医葛洪的《肘后备急方》中有"龙骨三分，藜芦二分，巴豆一分"。书中还有"分"与"两"并用的，如"干姜、附子各一两，桂皮二分"。《伤寒杂病论》经方中也见有使用"分"的方剂；在隋唐时的医著中，如孙思邈的《备急千金要方》、甄立言的《古今录验方》和王焘的《外台秘要》中，都有"分"这个单位。这说明"分"这个单位在南北朝药秤中盛行，隋唐沿用。

我国古代医方中配制丸散用药的"分"，不是计量单位，而是"份"的意思，讲的是药味的配比，比如一剂丸散中有一二十种药，每种药占多少分（份）。陶弘景所说的"六铢为一分，四分成一两"，虽然在铢和两之间增加了一个单位"分"，只是把汉代药方中常用的"份"，借用来将二十四铢也分成四份，此与《汉书·律历志》所规定的单位制不相矛盾。只是此"分"并非当时官民中通用的重量单位，正因为不是法定的单位，才会出现其认为的"古秤惟有铢两，而无分名"之语。《证类本草》《普济方》《本草纲目》等均认为古方"分"应为"份"。

至唐朝，重量单位名称中增加了一个"钱"。"钱"这个单位是从铜钱的钱转借过来的。《唐会要》记载："武德四年，铸开元通宝钱，径八分，重二铢四累"。当时设计"开元通宝"时，合理地选定了一两的1/10为这种铜钱的重量，命名为钱。宋代正式采用"钱"作为法定单位，此外又把长度单位中的分、厘、毫、丝、忽单位名借用为重量的小单位而置于钱位以下，并全部采用十进位。

唐旧衡制二十四铢为一两，后又以十钱为一两，从而得出 1 钱等于 0.4 分，或 1 分等于 2.5 钱。这个分是介于两与钱之间的非十进制单位，直接用钱完全替代这个"分"是经历了一个时期的，以致唐以后的医家在校订古方时不得不加以注释和说明。如南宋许洪订注《太平惠民和剂局方》书中指出："古方言'分'者，即二钱半也，凡言'两'者，即四分为一两也。"金人李杲为陶弘景《名医别录》作注时说："六铢为一分，即二钱半也"，这些注脚反过来也证明，隋唐时期，药衡制中确实有"分"这个单位。

唐代度量衡，有大小二制，大制为因于南北朝增替最后之结果，即隋开皇之大制，小制为隋大业议以合古之小制。唐代政事亦每求合于古制，隋大业中已改用小制，斗秤依古，唐又以颁之为调钟律、测晷景、合汤药及冠冕之制。后世《古今图书集成》记载："唐时权量是大小并行，太史、太常、太医用古"。指出医药用衡权之制，必求合古，故唐以小制定为合汤药之用。在《旧唐书》《唐六典》《通典》等文献中都记载着类似的条目："凡权衡度量之制，凡度，以北方秬黍中者，一黍之广为分，十分为寸，十寸为尺，一尺二寸为大尺，十尺为丈。凡量，以秬黍中者，容一千二百为龠，二龠为合，十合为升，十升为斗；三斗为大斗，十斗为斛。凡权衡，以秬黍中者，百黍之重为铢，二十四铢为两，三两为大两，十六两为斤。凡积秬黍为度量权衡者，调钟律、测晷影、合汤药及冠冕之制则用之，内外官司悉用大者"可以看出，唐代出现大小量制，医药计量采用小制，及沿袭汉制。

虽然大小制并行，但医家在应用时也多做说明，如孙思邈对度量衡单位计量药物加以说明，"凡和剂之法，有斤、两、升、合、尺、寸之数，合汤药者不可不知。按吴有复秤、单秤，隋有大升、小升，此制虽复纷纭，正惟求之太深，不知其要耳。古秤唯有铢两，而无分名。今则以十黍为一铢，六铢为一分，四分为一两，十六两为一斤，此则神农之秤也。吴人以二两为一两，隋人以三两为一两。今之用药，定以三两为今一两、三升为今一升。方中虽皆复有用尺寸处，旧例已有准折斤两法，今则不复重述也。世之妄者，乃谓古今之人大小有异，所以古人服药剂多，无稽之言，莫此为甚"。由于唐代度量衡已三倍于古，因此，唐代医家孙思邈认为古方用量仍循累黍定权衡制，应与当代相适应而进行相应的折算。他明确指出，医药计量应用古（汉）制，同时把陶弘景记载的"神农秤"存疑，且孙氏实际临床中也不用神农秤。孙思邈的记载反映了医药计量的变化，符合当时的度量衡演变情况，从度量衡史可以知道，隋文帝改制，度量衡增大，隋炀帝又复古制，成为唐朝大小制的肇始。虽然隋唐度量衡量制变大，但医药计量仍多采用古制、小制、汉制。《晋书·律历志》记载："元康中，裴頠以为医方人命之急，而称两不与古同，为害特重，宜因此改治权衡。"说明医药称量没有采用古制、汉制，而发生计量差异之危害。在《晋书·裴頠传》中亦可以见到主张医药计量采用古制的记载："颎通博多闻，兼明医术。苟勖之修律度也，检得古尺，短世所用四分有余。颎上言，宜改诸度量，若未能悉革，可先改太医权衡。此若差违，遂失神农、岐伯之正。药物轻重，分两乖互，所可伤夭，为害尤深。古寿考而今短折者，未必不由此也"。可以看出，汉之后，隋度量衡增大后，按照当时度量衡折算药量，可能会引起"危害特重"的后果。因此，唐代医药计量仍多采用汉制，《唐六典》《旧唐书》《通典》《唐会要》等均记载有"调钟律、测晷景、合汤药及冠冕制用小升小两，自余公私用大升大两"，明确医药称量用小制。史籍上也有实录记载，如《通典·卷六·食货·赋税》记天下诸郡每年常贡物资中的药材，其斤两有用小制计量的：上党郡贡人参二百小两、高平郡贡白石英五十小两、济阳郡贡阿胶二百小斤、鹿角胶三十小斤、临封郡贡石斛十小斤、南陵郡贡石斛十小斤、同陵郡贡石斛二十小斤。即明确表示医药计量采用小制以与当时大量制相区别。当然，随着度量衡的普及，医药用量亦有采用大制的，不过，均相应标注大制。如唐代医家王焘于《外台秘要》中开列了一剂十四味药的"代茶新饮方"，该方要求将"上十四味并拣择，取州土坚实上者，刮削如法，然后称大斤两，各别捣，以马尾罗筛之……"崔元亮《海上集验方》中，在述及"治腰脚冷风气方"时，也载有"大黄二大两，甘草三大两"，"水一大升等"。

2. 宋、金、元、明、清医药用量

宋代对于医药用量主张适应度量衡变革而相应变化，《太平圣惠方》是宋朝政府颁布的大型方书，书中对药物剂量进行了规范，认为古方药味多以铢两，用水皆言升数，由于年代悠远，传写转见乖讹，器量全殊，轻重不等，故削旧方之参差，合今时之行用。规定："凡方中凡言分者，即二钱半为一分也。凡言两者，即四分为一两也。凡言斤者，即十六两为一斤也。凡煮汤，云用水一盏者，约合一升也。一中盏者，约五合也。一小盏者，约三合也。务从简易，庶免参差，俾令修合煎调，临病济急，不更冗繁，易为晓了也。"以上文字也见于淳祐年间由政府颁布的成药专书《太平惠民和剂局方》所附的"用药指南"中，明确采用当时之度量衡制对旧（古）方进行剂量折算。

宋代度量衡单位制是承袭隋、唐、五代以来的大量制。医药称量，多使用戥秤。不过宋代医药用衡制单位还是大小制并用，凡使用大量制的，特别注明大斤、大两、大升，不标明的为小制。在宋代医家的应用中也可以看到对医药计量仍是采用小制，即汉制，如庞安时《伤寒总病论》认为"古之三两，准今之一两，古之三升，今之一升"。朱肱《类证活人书》认为："古之三两即今之一两也，二两即今之六钱半也。古之三升即今之一升也"。成无己则在《注解伤寒论》中将仲景药物剂量与当时的用量进行了折算，"云铢者，六铢为一分，即二钱半也，二十四铢为一两也。云三两者，即今之一两，二两即今之六钱半也"。由此可以看

出，医书中记载的大、小两制的状况。"古之三两即今之一两，二两即今之六钱半，古之三升即今之一升"，毋庸置疑是指当时的大制而言，也就是说当时的衡值是仲景（古）时代的三倍。而成无己的"六铢为一分，即二钱半也，二十四铢为一两也"，显然是指小制而言。其量值是大制的三分之一。

明代医家吴恕对于经方剂量明确提出应按照小制应用，如按照其时的大制用则明显不合适，并举例示之。"伤寒方内，所载衡量，皆依汉制，与今之轻重浅深不同者，盖随时更变也。若古方大陷胸汤，大黄六两，芒硝一升，甘遂二钱，水六升，煮取二升，分二服，以今用之，无乃太甚乎？若以汉之五铢钱秤较，加以二倍，颇与今数合。后世以古之三两，为今之一两，则仿佛也。若桂枝汤用桂枝、芍药、生姜各三两，即今之一两，甘草二两，即今之六钱二字半，水六升，即今之二升三合半，庶可适中"。因此，对经方，均按照度量衡演变比例进行折算。

可见，汉、唐时期用斤、两、铢制，宋元之后使用斤、两、钱、分制。前者用的是小两，后者用的是相当于隋唐时期的大两，两者相差约三倍，所以唐以后的医家读古方时多对剂量加以注释，以示古今的不同。如前所述的庞安时、朱肱、李杲、李时珍等医家根据度量衡演变，解释了古今经方剂量的演变。

对于度量衡变革引起的古今用量差异，古医书中多有记载，并对度量衡变革引起的古今药物用量存疑，"后之世人，既不知斤两升合之制"。如"按药书，汉方汤液，大剂三十余两，小剂十有余两。用水六升或七升多，煎取二升三升，并分三服。若以古龠量水七升煎今之三十两，未淹得过。况散末药只服方寸匕；作丸子如梧桐子大，极至三十粒，汤液岂得如此悬绝"。并以风引汤与术附汤为例说明古方剂量为小制，当代度量衡较古代呈增大趋势，"又如风引汤一剂，计五十五两，每两用三指撮，水三升煮三沸，去滓温服一升。看其煮制，每只用三指撮末，应料剂如此之多，此又可疑也。今以意说，汉方当用半两钱二枚为一两。且以术附汤方较，若用汉两，计一百八十铢，得开元钱二十二个半重，分三服。已是今之七钱中重一服。若以唐方准三百三十铢，得开元通宝钱四十二个重，每服计今之十四钱重，大略可知。若以开元钱准得一百单五个重，分三服，每服计三百五钱重，此犹是小剂"。并指出后世组方用药药味增多，导致用量增加，"殊不知前世用汤药，剂虽大但日饮不过三数服，而且方用专一。今人治病，剂料虽薄，而类药竟进，每药数服。以古较今，岂不今反多乎"。方广在《丹溪心法附余》里说：仲景用药一方不过三五味，君臣佐使、主治引经和分两均有秩序，不像后世一方多至二三十味。

可见，唐代明文规定医药称重用小制，但实际使用中是大小制并用，而且逐渐用大制代替小制。这说明汉以降，医药度量衡基本承古制。当时的医家也认识到古今度量衡不同，古方剂量应与当时度量衡相适应，从而对古方进行折算应用以"合今时之行用";如果古方用量不做相应折算,可能影响疗效,甚而产生危害。

从我国度量衡沿革及医药计量变化来看,度量衡制虽然不断变化,但始终没有脱离汉代所确立的基本思想。汉以降,历代度量衡单位制基本上都是汉制的延续而略有改进,亦即后世所谓"古制"。隋、唐以后度量衡明显增大。医药用量,必然与当时度量衡情况相适应,如《伤寒杂病论》即多用东汉通用计量单位铢、两、斤;宋、清以后方剂,如《太平惠民和剂局方》则多用散剂,以钱、分计量,具有深厚的时代烙印。值得注意的是,中医作为经验医学,继承古方必须注意度量衡的相应折算,如《伤寒杂病论》方剂,汉以后医家多有应用记载,由于唐、宋度量衡发生较大变化,因此,后世医家也对其与当时的度量衡情况做出评注说明。今天,随着科技的发展,度量衡学、考古等研究进展,我们能够明晰历代度量衡古今折算,也能够准确把握古方用量,做到客观、实事求是的研究古代医药用量。

四、经方剂量折算标准的确定

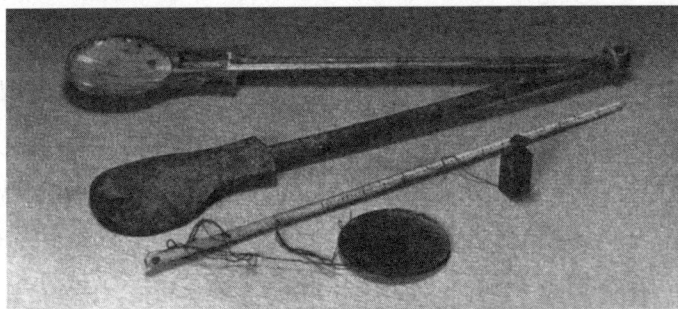

星　戥

通过对张仲景所处时代，即东汉时期度量衡器的直接测量、核算，可以得到东汉量值与今的折算关系，从而可以明确经方剂量原貌，确定经方剂量。

（一）东汉度量衡的考定

不断出土的汉代文物，为了解汉代的度量衡提供了较为直接的依据。有关汉代度量衡的资料其文献记载、理论和器物数量以及度量衡标准器设计、制造都为历代之冠。它既是中国度量衡发展成熟的重要阶段，又是一个承上启下的关键时期。《汉书·律历志》审度、嘉量、权衡各篇将汉代度量衡单位制的规范、标准器的形制以及如何使用各种实体，通过各种方法去求证度量衡三者的单位量值等都

——表述清楚。这是此后将其历代"视为典范"、"永为传颂"的原因所在。

从生产发展和需要来看，长度的测量应该出现得最早，而且尺的制造也最简便。东汉一尺之值，最可信的资料应该是 1956 年、1957 年、1959 年湖南省长沙市东汉墓出土的鸟兽纹铜尺实物等，从所测各尺推算出每尺之值多集中在 23～23.6 厘米之间，对出土的东汉 89 支尺数值的多种分析，东汉一尺厘定为 23.1 厘米。与之前秦尺数值的考定相比可以看出，从秦至东汉，一尺之值没有大的变化。

如何推证东汉每升之单位量值，仅依近年出土的五件"大司农"器的实测数值为依据，折合每升单位量值在 196～204 毫升之间，用算数平均法求得其单位量值为 199.4 毫升，与 200 毫升相比，应该属于制造不精产生的示值误差，故东汉量值当厘定为 200 毫升。我们知道，东汉从光武帝建国直至东汉末，量器的制造、管理始终归大司农掌管，而且经常颁发标准器，以保证单位量值的准确一致，其法定性不言而喻。

与尺和量器相比，所见汉代的权衡器数量不多。目前所搜集到的中国历史博物馆藏的"一斤八两铜权"自铭"官平称"，明确刻出"锤重一斤八两"，"官平"当符合官定的标准，铭"一斤八两"，分度值已到两，精确度相对较高，折算每斤合 222 克；河南省洛阳市出土的"百一十斤石质权"自铭"百一十斤"，折算每斤合 218 克，二者单位量值尚属比较接近，得到每斤的平均值为 220 克。同时结合东汉时期另外30余件权中大多数权折合所得约略的量值，得每斤的平均值也在220克左右。

（二）经方剂量的推定

经方剂量的确定，一靠史籍记载，二要有实物之佐证。中国古代度量衡没有形成专门的学科，故历代文献中没有系统专题的记述，不过是随乐律、历算以及食货、考工之学并存。由于历代度量衡单位制混乱，因此单纯靠史籍记载不足以确定。结合现代出土文物的实物考证，更能厘定当时的度量衡单位。中医学源远流长，一脉相承，医药用量的古今继承性较强，但医药用量也不可能脱离时代的背景，唐、宋代医药用量，大、小制专门注明，明清逐渐沿用当时的度量衡，而不分大小制，就说明了这一点。因此，对于古今剂量进行折算就显得非常重要。从医书文献分析可以看出，东汉的"铢、两、斤"制对后世医药用量影响颇大，以致后世的古今折算都以此为范，《伤寒杂病论》作为东汉的方书，迄今仍在临床广为应用，足见其生命力，同时也说明其组方配伍、药物用量相当合理。而随着考古学、度量衡学研究成果的发现，东汉与今天的度量衡单位折算已经比较明晰，亦即"1斤折合今之220克，1两折合今之13.8克，1升折合今之200毫升，1尺折合今之23.1厘米"。清楚经方的真实剂量，对于澄清在经方剂量上的模糊认识，很好地继承古代的文化遗产，继承以张仲景《伤寒杂病论》为代表的秦汉医学成就，有着十分重要的意义。

从新莽至唐末的几百年间，存在着一个相对稳定的药秤衡制，这是汉唐医家代代相传，虽经多次朝代的变迁而沿用不变的药用衡量单位，其衡值也是相对稳定的；经方 1 两折合今制约 13.8 克。

第五章

经方剂量折算标准实证研究

经方剂量 1 两折合 13.8 克，与教科书中的参考剂量 1 两折合 3 克相差较大，如果按照考证剂量 1 两折合 13.8 克进行应用，虽然符合当今临床处方用药超剂量应用的现状，但是与《药典》等权威著作规定的参考剂量相悖，而且，随着剂量增大，临床用药安全性值得进一步探讨，因此，需要对经方不同折算剂量进行实证研究。

一、经方中非标准重量单位计量药物用量研究

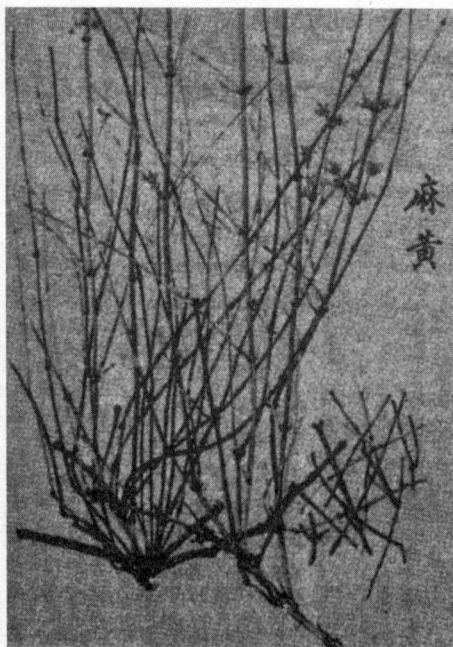

麻黄

《伤寒杂病论》中许多药物重量单位不标准，如附子、枳实等以枚计，半夏、五味子等以升计，等等，采用非标准重量单位计量药物用量。汉以后唐、宋医方中，特殊药物计量单位仍在传承应用，这些用法属于不甚精确的估测方法，严格地说不属于标准重量单位。由于用量不规范，因此无法准确

地把握其在方中的作用，影响这些药物的现实应用。研究这些药物在经方中的应用及配伍，对于今天的组方及经方的应用具有重要意义。

《伤寒论》95首汤剂处方中仅有18首处方所有药物用量规范，符合当时的标准重量单位。《金匮要略》226首汤剂中仅有28首处方药物计量全部采用当时的标准重量单位。可见经方中这种现象广泛存在。那么，客观、科学地对待这些药物的应用则显得很有必要。

随着医学发展，药物用量日益规范化、精确化，从《五十二病方》《武威汉代医简》《黄帝内经》到方书之祖的《伤寒杂病论》可以看出这一发展趋势。《伤寒杂病论》中所使用的药物计量单位多为东汉时期通行的度量衡单位，即铢、两、斤、升、合、斗等，在用药剂量精确度方面有显著进步。促使药物剂量精确化的因素是多方面的。诸如社会上度量衡应用的普及，药物贸易的兴旺，对药物功效及毒性认识的加深等，但最核心的因素还是由于复方配伍发展的需要。复方配伍要求各药按其功效在方剂中占有一定比例，各司其职，相互协调，共同发挥治疗作用。同样的药物组成，由于药量不同，其方剂名称及主治亦不同。如小承气汤、厚朴三物汤、厚朴大黄汤三方即是。从方剂与药物剂量的发展过程来看，二者也是统一的。在方剂形成的早期，药物剂量多为估量，随着方剂由单方（一味药组成）向复方（多味药）发展，药物剂量也从估量向精确进步。

　　药物学知识的进展促进了药物用量的精确化，如今，经方中非标准重量单位药物现在大多采用准确的计量单位，如目前中医处方中附子、半夏不再以枚、升计，而是采用规范的克以计量。但是，由于年代久远、地区差异、药物认识等因素，存在这些药物的用量古今折算问题，以枚计的附子、桃仁等，现在处方中应用可能仅见于《药典》、教材等，不能准确体现出其真实、可能的有效剂量，更谈不上在经方组方配伍意义上的用量。如水蛭一味，其在"抵当汤"中使用30个，依据其书中记载"以水五升，煮取三升，去渣，温服一升"，可知每服药量为10个。折算出10个水蛭大约相当于20g～33g，而目前《药典》规定水蛭的剂量是1.5g～3g，相差甚远；其他如大黄、半夏、附子、麻黄等很多中药都远比《药典》规定剂量要高。经方药物剂量与《药典》规定的中药剂量形成巨大的反差。如何从经方中继承其用量，也是规范这些药物现代应用应注意的问题，不能简单地从药物学知识出发局限其应用。只有这样才能更准确地把握组方用药，达到理、法、方、药一致，获得较好临床疗效，才能真正做到对经方的继承。

　　作为含有非标准重量单位药物的经方，这些用量的客观、相对准确折算反映出其组方配伍的层次，试想如果桂枝汤的一两按照现在《伤寒论》教材习用的折算3克计算的话，那么其中大枣十二枚，根据一些医者的实测，按照一枚2.5克，桂枝汤中大枣用量较桂枝、芍药等的用量都大，按照习惯的组方量大为君的常理，不符合桂枝汤的方义及君、臣、佐、使配伍层次，这也从另一方面说明了按照习用的 1 两折合 3 克，可能使得许多含有非标准重量单位的经方层次不清。东汉度量衡与现代度量衡之间的折算应该符合历史事实，亦即东汉的一两相当于现在的多少克是确定的事实，它不随时代的变迁而演变，而经方的药物用量亦应符合历史的事实，不能因为折算后不符合现代的常用量而否认其客观存在，更重要的是只有客观真实地反映经方原貌，基于经方实际、一手资料出发思考经方与今方的差别，才能继承、发展、创新经方，更好地指导临床用药处方。两千年在历史的长河中只不过是一瞬间，经方发展到现在，并不像所谓的"古方今病不相能"，我们可以从经方中以方测证，以证测法，以法度理，融会贯通，深刻理解经方对现代组方的影响。

其次，随着实验技术的进步，也可以实验的方法对经方中非标准重量单位药物进行研究，如以四逆汤为例，考证、实测附子的地区差异，得出一枚附子的可能重量范围，然后，按照量效关系实验四逆汤、附子不同用量，与干姜、甘草不同剂量折算配伍的效果，从而进一步推测四逆汤的组方法度。

总之，随着经方中非标准重量单位用量药物在经方组方法度、配伍层次的研究不断深入，必将为分析认识及确定经方剂量原貌提供有力帮助。

（一）直接测量以求实

1. 经方非标准重量单位计量药物思考

经方中常见以个数（枚、个）、容积（升、合）、长度（尺）、比类估量（鸡子大）等非标准重量单位计量药物用量，如杏仁若干枚、石膏如鸡子大等。《伤寒论》112 首方剂中仅 18 首方剂完全用标准重量药物组方，不含这种药物计量方法；《金匮要略》205 首方剂中仅 28 首方剂不含这种药物计量方法，全部使用标准重量药物。可见，经方中这种药物计量方法应用之广泛。

从《五十二病方》《黄帝内经》《伤寒杂病论》到《千金要方》乃至《普济方》等许多传统医书中，其所载方剂中不乏使用片、枚、条等计量的非标准重量药物。在经方时代，非标准重量药物单位计量有其相对合理性。非标准重量单位计量药物，能保持某些药物的完整性，处方、调配操作方便，而且在当时的历史条件下，"用数量作计量单位在古今度量衡的递变中客观上还起到了稳定用量的作用"。另外，古代医生多医药兼执，医生对药物用量的把握度、准确性较大；再加之当时药物流通有限，药物大小、形态比较一致，所以在当时看来，非标准重量单位计量药物亦可能相对较准确。综上可知，非标准重量药物计量单位的应用，有其存在的合理性和科学性。"聚毒药以供医事"，随着医药学发展，对疾病、药物认识的加深，尤其是药物毒副作用的认识加深，药物用量日益要求规范化、精确化。而且，当今医生多是医药分家，对于药物性味、功效把握不精，运用非标准重量单位计量药物势必造成处方药量实际上的不确定性，"模糊用药"，剂量不准确，影响处方的统一性，调配处方中的误差增大。

2. 规范用量，势在必行

研究经方组方配伍与当今处方差异，离不开对经方中这些非标准重量单位计量药物的研究，一方面促进对这些药物应用的认识，一方面从研究经方剂量来说，则有必要对其进行相对量化，以便于进行比较研究。处方用药的相对精确，需要对非标准重量药物进行折算量化。东汉以后历代医家对此也早有认识，如《本草经集注》《千金方》《太平圣惠方》《太平惠民和剂局方》《普济方》《本草纲目》等诸多医书中，都提到这些药物在应用中需要量化，以做到剂量应用的准确。如孙思邈《千金要方》中记载"附子、乌头若干枚者，去皮毕，以半两准一枚"，"枣有大小，以三枚准一两"，"半夏一升者，洗毕称，五两为正"，"吴茱萸一升，五两为正"。李时珍《本草纲目》亦有"云一把者，二两为正"的记载。《普济方》亦有类似折算记载，"半夏一升准五两，不知用何升何两，此修合制度要务"。并且认识到，由于度量衡变革，计量标准度量衡单位不统一，因此，如何准确折算量化，需要从度量衡变革认识入手。现今，《伤寒杂病论》方剂中这些非标准重量单位计量药物，如附子、五味子、杏仁等，《药典》规定了其应用剂量范围，但是，这些规定是否符合经方中的剂量应用史实，值得基于经方进行比较研究。

非标准重量单位计量药物在经方中亦发挥重要作用，研究这些非标准重量单位计量药物的应用，必须以经方为基础，脱离该药物的组方配伍进行讨论则成了无源之水，而只能是局限于单纯从药物学角度去研究该药，这样对于该药物的应用则不能从组方、配伍的角度去发现其机理。举四逆汤为例，方中附子用枚，关于附子的药物学研究较多，随着现代药理学的进展，可能对附子的认识会更加深入，但是，抛开四逆汤的整方，则不可能领会仲景四逆汤、少阴病治疗组方思想，对于附子的应用借鉴意义亦不大。反之，基于经方组方配伍、整体平衡性研究，则可以更加深入地认识少阴病、四逆汤类方。因此，以经方为研究基础，主要是从仲景组方配伍方面，领会这些非标准重量药物的应用，从而使这些药物有效应用于临床。同时，也可从整体平衡性方面对经方剂量的确定提供佐证。

3. 经方非标准重量单位计量药物实测量化

经方至今仍在临床广泛应用，并非"古方今病不相能"。两千年来，这些非标准重量单位计量药物药性、形态大小未发生质的变化，将汉代药物个体（体积）与现在药物个体对比，发现古今药物个体大小基本一致。因此，根据现代药物进行实测，其测量结果应当符合原方用量。对于经方中这些非标准重量单位计量药物进行了剂量推定，直接测量以求实不失为直接、客观、有效的方法，从而可以把以个数、容积、长度等非标准重量单位计量的药物用量转化成统一的标准重量单位。对于以升、合等容量单位计量的药物，则根据考证的度量衡折算，首先进行古今容量单位折算，如经方1升折合今之200毫升，然后以此为标准折算药物剂量。以实测推定非标准重量单位计量药物用量，现代医者亦有此认识。

为了获得一手资料及了解地区药物差异、相对准确的量化经方剂量折算，我们在北京东直门医院中药房进行了实测：采取无选择地（即不区分大小）实测，测定3次，取其平均值；对个别药物则区分大小实测，也以3次之平均值为准；部分药物则取其大者、小者（舍弃中等者）。以容量升、合等计量药物，则以东汉时期一升合200毫升计算，用量杯实测之。得出了实际的测量结果，并可以与现代一些医者的报道进行参考比较。

4. 经方非标准重量单位计量药物实测量化结果

根据实测的部分结果，并参考上海中医药大学对这些非标准重量单位计量药物馆藏标本的实测结果，取其均值，确定这些药物的相对折算剂量。结果发现：没有明显地区差异的部分药物实测值较接近；具有地区特色、所谓的"道地药材"，部分药物悬殊较大，我们拟对较接近药物取其均值进行量化，作为下一步进行经方剂量比较的基础。从中我们也认识到，这项工作需要更广泛地开展，以减少偶然误差。

表5-1 计数、容量等非标准重量单位计量药物量化折算参考值

药名	原剂量	折算剂量（克）
石膏	如鸡子大	约50～60
吴茱萸	1升	约70
酸枣仁	1升	112
杏仁	1升	112
蜀椒	1合	4.2
葶苈子	1升	124
赤小豆	1升	150
麻子仁	1升	100
麦冬	1升	90
芒硝	1升	124
五味子	1升	76
半夏	1升	84
大枣	1枚	2.5
栝蒌实	1枚	70；大者120；
诃子	1枚	4
杏仁	1枚	0.3
乌头	1枚	3；大者7
附子	1枚	15；大者30
枳实	1枚	20
粳米	1升	160
厚朴	1尺	20
竹叶	1把	10
香豉	1升	124
乌梅	1枚	2.3
栀子	1枚	0.5
鸡子黄	1枚	12.5

（二）基于非标准重量单位计量药物的经方配伍平衡性研究

基于非标准重量单位计量药物本身也起到了稳定经方用量比例的作用，因为两千年来这些非标准重量单位计量药物的质量不可能发生质的变化，其大小、形态等应该变异不大。因此，对经方中非标准重量单位药物的研究，可从经方药物配伍君、臣、佐、使的平衡性角度来进行，以客观、相对准确地反映经方剂量折算。

《伤寒论》95首汤剂中，18首方剂完全以标准重量单位计量药物用量，另外77首方剂中含有非标准重量单位计量药物用量；可计算92首汤剂中，74首方剂含有非标准重量单位计量药物。《金匮要略》143首汤剂中，28首方剂基本上采用标准重量单位计量，另外115首方剂中含有非标准重量单位计量的药物；可计算 113首方剂中，采用非标准重量单位计量方剂85首。

根据之前进行的东汉度量衡考证结果确定的经方剂量折算方法，即1两折合13.8克计算经方用量，与习惯认为的《伤寒论讲义》"古今剂量折算表"参考的1两折合3克计算经方用量，并进行比较。经方中非标准重量单位计量药物剂量折算参考实测量化结果，即表5-1"计数、容量等非标准重量单位计量药物量化折算参考值"。

1. 经方不同折算剂量标准重量单位计量药物与非标准重量单位药物平衡性比较

以经方中的六经代表方为例，可以看出，如果按照考证的经方剂量 1 两折合 13.8 克计算，则经方组方药物剂量比例符合配伍君、臣、佐、使规律，即标准重量单位计量药物总量因为药味多，与之相应的总重量就明显多于非标准重量单位计量药物用量，比较符合逻辑及组方原则。如果按照习惯认为的经方剂量 1 两折合 3 克计算，则重量与药物组成不符，即标准重量单位计量药物用量与非标准重量药物用量差不多，甚或明显小，按照此折算，用量与药物组成相悖，不符合方剂组方配伍法则，有悖逻辑。经方的大部分含非标准重量单位计量药物方剂中均存在此问题。其次，从药量与加水量的比较上可以看出，按照考证推定的 1 两折合 13.8 克折算，经方药物剂量与加水量符合现代科学认识比例，而按照习惯认为的 1 两折合 3 克，则是水多药少。见表 5-2 ~ 表 5-8。

表5-2　　　桂枝汤不同折算组方药物剂量比较

经方药物、水	桂枝	芍药	甘草	生姜	大枣	桂枝汤	加水
经方原量	三两	三两	二两	三两	十二枚		七升
1两=13.8克	41.4克	41.4克	27.6克	41.4克	30克	181.8克	1400毫升
1两=3克	9克	9克	6克	9克	30克	63克	1400毫升

表5-3　　　麻黄汤不同折算组方药物剂量比较

经方药物、水	麻黄	桂枝	甘草	杏仁	麻黄汤	加水
经方用量	三两	二两	一两	七十个		七升
1两=13.8克	41.4克	27.6克	13.8克	21克	103.8克	1400毫升
1两=3克	9克	6克	3克	21克	39克	1400毫升

表5-4　　　　　　白虎汤不同折算组方药物剂量比较

经方药物、水	石膏	知母	甘草	粳米	白虎汤	加水
经方原量	一斤	六两	二两	六合		一斗
1两=13.8克	220克	82.8克	27.6克	120克	450.4克	2000毫升
1两=3克	48克	18克	6克	120克	192克	2000毫升

表5-5　　　　　　大承气汤不同折算组方药物剂量比较

经方药物、水	大黄	厚朴	枳实	芒硝	大承气汤	加水
经方原量	四两	半斤	五枚	三合		一斗
1两=13.8克	55.2克	110克	100克	37.2克	302.4克	2000毫升
1两=3克	12克	18克	100克	37.2克	167.2克	2000毫升

表5-6　　　　　　小柴胡汤不同折算组方药物剂量比较

经方药物、水	柴胡	黄芩	人参	半夏	甘草	生姜	大枣	小柴胡汤	加水
经方原量	半斤	三两	三两	半升	三两	三两	十二枚		一斗二升
1两=13.8克	110克	41.4克	41.4克	110克	41.4克	41.4克	30克	415.6克	2400毫升
1两=3克	18克	9克	9克	18克	9克	9克	30克	167.2克	2400毫升

表5-7　　　　　　四逆汤不同折算组方药物剂量比较

经方药物、水	附子	干姜	甘草	四逆汤	加水
经方原量	一枚	一两半	二两		三升
1两=13.8克	15～30克	20.7克	27.6克	63.3～78.3克	600毫升
1两=3克	15～30克	4.5克	6克	25.5～40.5克	600毫升

表5-8　　　　葛根汤不同折算组方药物剂量比较

经方药物、水	葛根	麻黄	桂枝	生姜	甘草	芍药	大枣	葛根汤	加水
经方原量	四两	三两	二两	三两	二两	二两	十二枚		一斗
1两=13.8克	55.2克	41.4克	27.6克	41.4克	27.6克	27.6克	30克	250.8克	2000毫升
1两=3克	12克	9克	6克	9克	6克	6克	30克	167.2克	2000毫升

从上表可见，以桂枝汤为例，方中桂枝三两、芍药三两、炙甘草二两、生姜三两、大枣十二枚，如果按照 1 两折合 3 克，大枣据实测平均 1 枚重约 2.5 克，则桂枝汤中为桂枝 9 克、芍药 9 克、炙甘草 6 克、生姜 9 克、大枣 30 克，大枣用量几乎与其他四味药物相等，明显不符合组方配伍的君臣佐使原则；如果以 13.8 克折算，则比较符合方剂组方配伍法则。

从方药的煎服法来看，如果按照 1 两折合 3 克，则药少水多。如桂枝汤方：前四味药计 11 两，13.8 克 × 11 = 151.8 克，测 12 枚大枣重约 30 克，则总量为 181.8 克，水 1400 毫升，煮取 600 毫升，药水之比约 1：8，是合理的。如将药量增加 1 倍，水则太少，或像今天把 1 两折合为 3 克，则水又太多。又如葛根汤，方中葛根四两、麻黄三两、桂枝二两、生姜三两、炙甘草二两、芍药二两、大枣十二枚，共 7 味药，前 6 味计 16 两，13.8 克 × 16 = 220.8 克，加大枣 12 枚约 30 克，总计约 250 克，水一斗煮麻黄用去二升，八升水为 1600 毫升，煮取 600 毫升，药水之比约 1：7。可见有些不合理的剂量折算标准使得经方比例明显不合理，有悖经方组方配伍的平衡性、整体性。明代的《普济方》对于类似度量衡变革、剂量未作相应折算引起的矛盾早有认识记载："按药书，汉方汤液，大剂三十余两，小剂十有余两，用水六升或七升多，煎取二升三升，并分三服。若以古龠量水七升煎，今之三十两，未淹得过"。

可见，如按汉之一两折合今之 3 克计算，药物间剂量相差悬殊，用药比例很不合理，非标准重量单位计量药物剂量在方中剂量明显偏大；按照 1 两折合 13.8 克，则经方药物配伍合理，符合经方组方法度，能体现君、臣、佐、使配伍原则，药（量）和水的比例恰当。

2. 经方标准重量单位计量药物与非标准重量单位计量药物数量、剂量比较

《伤寒论》在方剂组成中，标准重量单位计量药物是非标准重量单位计量药物的 2.96 倍；《金匮要略》方剂组成中，标准重量单位计量药物是非标准重量单位计量药物的 2.93 倍，二书标准重量单位计量药物与非标准重量单位计量药物经方中构成比无明显差异。可以看出，经方药物组成中，标准重量单位计量药物占主要地位，经方剂量相对准确化。见表 5–9、表 5–10。经方标准重量单位计量药物用量，按照考证的经方剂量 1 两折合 13.8 克计算，其用量明显大于非标准重量药物用量；按照习惯认为的 1 两折合 3 克计算，标准重量单位计量药物用量与非标准重量单位计量药物用量差异不明显。见表 5–11。

表5-9　　　《伤寒杂病论》方剂标准重量单位计量药物

与非标准重量药物组成比较（x̄±s）

组别	n	标准重量单位计量药物	非标准重量药物
伤寒方	95	3.76 ± 2.08	1.27 ± 0.90*
金匮方	143	3.50 ± 2.13	1.34 ± 1.02*

注：*P < 0.05，与标准重量单位计量药物比较

表5-10　　　经方标准重量单位计量药物与非标准重量药物构成比

类别	n	比例
标准重量单位计量药物	238	0.71 ± 0.23
非标准重量药物	238	0.29 ± 0.23*

注：*P < 0.05，与标准重量单位计量药物比较

表5-11　　　经方标准重量单位计量药物不同折算与

非标准重量药物用量比较（x̄±s）

组别	n	小剂量折算（克）	大剂量折算（克）	非标准重量用量（克）
伤寒方	74	34.28 ± 20.40	157.73 ± 93.82*	43.43 ± 34.71
金匮方	85	38.82 ± 29.56*	178.59 ± 135.99*	93.83 ± 108.89

注：*P < 0.05，与非标准重量药物用量比较

3. 经方剂量1两折合13.8克符合组方配伍规律

中医方剂组方，有其不同药物和剂量配比规律，经方不少方剂使用非标准重量单位计量药物。这些药物在近2000年间，其折算方法不会发生明显变化，那么，从理论上我们可以通过对这些药物的剂量折算，来推断经方标准重量单位计量药物的剂量折算标准。我们对经方非标准重量计量药物进行实测、折算，计算药量，与标准重量单位计量药物不同折算标准剂量平衡性比较，分析配伍是否合

理，并可与其当今常用剂量对比，验证理论数值。

从经方标准重量单位计量药物与非标准重量计量药物构成比较表明：经方组成仍以标准重量单位计量药物为主，占71%；《伤寒论》方标准重量单位计量药物是非标准重量药物的2.96倍，《金匮要略》方则为2.93倍，说明经方在药物用量的规范、准确上，与前代相比有了明显的进步。

从经方标准重量单位计量药物与非标准重量单位计量药物药味、不同折算剂量比较，按照考证经方剂量1两折合13.8克计算，则经方药物用量比例与药物组成君、臣、佐、使配伍相符；其次，经方主体，即标准重量单位计量药物用量明显多于非标准重量单位计量药物用量，比较符合逻辑。反之，按照习惯认为的1两折合3克计算，则经方药物用量大小与药物组方配伍矛盾，标准重量单位计量药物用量与非标准重量药物用量差不多，甚或明显小，用量与药物组成相悖，不合逻辑。

三、当今临床处方与经方药物数量、不同折算剂量的比较研究

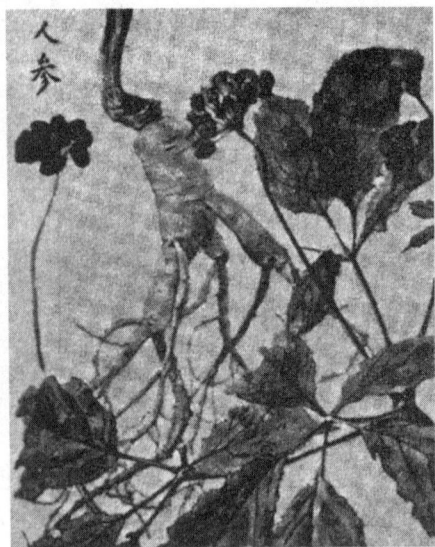

中药复方不是相关药物的简单混合，而是在中医理论指导下的有机组合，自古便十分讲求章法。作为方书之祖的《伤寒杂病论》，其所载方剂世称"经方"，用药组方极为规范，且功效显著，至今沿用。"经方"用药不多，常用药物更少，但它通过灵活组配形成不同的方剂，从而满足了仲景"随证治之"的辨治要求。以"经方"为样本，揭示其方药组配的特点和规律，对于学习和研究中药复方的内构原理和形式是很有帮助的。经方与当今方相比，存在用药味数之差异。我们注意到当今方剂应用剂量的不规范，临床中存在处方随意性及中医教学、《药典》以及教材中参考剂量与临床用量有差距等问题，认为有必要运用科学的

方法对这些问题进行探讨，比较研究经方与当今处方的变化，以冀通过比较，探讨经方与当今临床处方之差异，给当今临床组方配伍以启迪。

虽然东汉距今已经近2000年，在这2000年的历史跨度内，人的身高、体重、体质及抵抗力都发生了一定的变化，药物的产地、质量、成分含量，甚至其农药残留量都发生了一定的变化，但是2000年的时间在人类进化的历史上不过是弹指一挥间，关于人体与药物量效的关系，可有一定的变化，但不可能有几倍的差距。因此，根据经方剂量古今折算的不同说法，对经方以不同的折算剂量进行经方统计，得出不同的剂量；采用流行病学研究方法，对当今相当数量的临床中医处方进行现状临床调研，统计当今中医处方剂量，比较不同折算经方剂量与当今处方的差异，分析古今方剂剂量的变化规律，从而分析经方可能折算剂量，将成为研究经方剂量折算的一种可行的方法。

临床研究

资料来源与方法

1.临床处方资料

本研究是国家中医药管理局科技专项资助课题——《伤寒杂病论》经方剂量折算研究及对当今方剂组方配伍规律影

响（课题编号：02-03JP06）的处方调研及经方比较研究部分工作。从 2004 年 5 月～2005 年 8 月，统计了经方及上海龙华医院、河南中医学院第一附属医院、北京东直门医院等部分门诊中医处方。

1.1　经方汤剂资料

《伤寒论》汤剂 95 首，丸、散剂 13 首;《金匮要略》汤剂 143 首，非汤剂（丸、散剂等）56 首。

1.2　全部以标准重量单位计量药物用量的经方资料

《伤寒论》共计 18 首;《金匮要略》共计 28 首。

1.3　可量化经方汤剂

《伤寒论》95 首汤剂中，18 首方剂完全采用标准重量单位计量药物用量，另外 77 首方剂中含有非标准重量单位计量药物；可计算 92 首汤剂中，74 首方剂含有非标准重量单位计量药物。《金匮要略》143 首汤剂中，28 首方剂完全采用标准重量单位计量药物用量，另外 115 首方剂中含有非标准重量单位的药物；可计算 113 首方中，含有非标准重量药物方剂 85 首。

2.经方及当今临床处方纳入标准

2.1　经方选择纳入标准

《伤寒论》记载的 113 首方剂（包括汤、散、丸，内服、外用等，包含未记载药物方剂），其中汤剂 95 首，丸、散剂 13 首;《金匮要略》记载的 205 首方剂（包括汤、散、丸，内服、外用等，包括未记载药物的 6 首方剂，不包括书后三章附录方）；去除不含药物的 6 首方剂，则《金匮要略》中汤剂 143 首，非汤剂（散、丸剂等）56 首。

2.1.1　经方标准重量单位计量药物汤剂选择

选取经方中全部以标准重量单位计量药物用量的方剂，即以铢、两、斤等东汉度量衡计量药物的处方:《伤寒论》共计18 首;《金匮要略》共计 28 首。

2.1.2　经方汤剂选择

对经方中某些药物无法较准确地折算或药物无含量的方剂，不纳入计算，如《伤寒论》中抵当汤、半夏散及汤、麻黄连翘赤小豆汤等;故可计算汤剂共 92 首;《金匮要略》中的猪膏发煎、奔豚汤等，143 首汤剂中因无法较准确地折算其中某些药物或无含量，故有 30 首汤剂不纳入计算。具体方剂见附录 2。

2.2　经方剂量不同折算方法

2.2.1　考证的经方剂量 1 两折合 13.8 克。

2.2.2　习惯认为的《伤寒论讲义》"古今剂量折算表"折算: 1 两折合 3 克。

2.2.3　非标准重量单位计量药物:对方剂中以计数、以容量等非标准重量单位计量药物进行实测、并参考一些医家的考证进行一定量化折算，具体量化折算参考标准见表 5-1。

2.3　当今汤剂处方选择

考虑不同地区中医用药的差异性，分别从北京、河南、上海等不同地区随机抽取门诊口服汤剂处方，其中北京东直门医院 828 首、河南中医学院第一附属医院 1523 首、上海龙华医院 1158 首，分别计算每张处方用药味数、用量。

2.3.1　东直门医院处方:随机抽取 2004 年 1 月 1 日~2005 年 4 月 30 日期间三天，即 2004 年 7 月 19 日、8 月 17 日、10 月 14 日三日的门诊处方。

2.3.2 上海龙华医院处方：随机抽取2005年6月1日门诊中医处方。

2.3.3 河南中医学院第一附属医院处方：随机抽取2004年1月1日～2005年4月30日期间三天，即2004年7月19日、8月17日、10月14日三日的门诊处方。

2.3.4 不合格处方剔除标准

2.3.4.1 非汤剂处方不纳入计算。

2.3.4.2 含有无法量化药物处方不纳入计算。

2.3.5 北京东直门医院共计828首；河南中医学院第一附属医院共计1523首；上海龙华医院共计1158首处方纳入计算。

2.3.6 处方中含以枚计量大枣、以条计量蜈蚣等处方，按照表5-1进行折算，如大枣1枚折合2.5克，蜈蚣1条折合0.5克计算。

2.4 统计学分析

采用SPSS11.0 for Windows统计软件进行处理。数据采用均数 ± 标准差（$\bar{x} \pm s$）表示。定量资料符合正态分布用t检验（组间进行方差齐性检验，以0.05作为检验水准，方差不齐时选用Satterthwaite方法进行校正的t检验）；多组间对比分析，定量资料采用单因素方差分析（one-way ANOVA）。假设检验统一使用双侧检验，以$P < 0.05$作为显著性统计学意义。

结　果

1.《伤寒论》方剂基本资料

《伤寒论》方剂平均4.85 ± 2.33味/方；汤剂平均5.00 ± 2.33

味/方；散、丸剂平均 4.31±2.39 味/方。见表 5–12。

表5–12　　　《伤寒论》方剂药物组成($\bar{x}±s$)

组别	n	药味
汤剂	95	5.00±2.33
非汤剂	13	4.31±2.39
伤寒方	112	4.85±2.33

2.《金匮要略》方剂基本资料

《金匮要略》方剂 205 首，未载药物方剂 6 首，不纳入统计，199 首方剂平均 4.65±3.03 味/方，汤剂平均药味 4.67±2.25 味/方；非汤剂（散、丸剂等）平均 4.39±4.41 味/方。见表 5–13。

表5–13　　　《金匮要略》方剂药物组成（$\bar{x}±s$）

组别	n	药味
汤剂	143	4.93±2.28
非汤剂	56	4.39±4.41
金匮方	199	4.65±3.03

3.经方药物组成基本资料

《伤寒论》112 方与《金匮要略》199 方，共计 311 方，其中《伤寒论》95 首汤剂，《金匮要略》143 首汤剂，共计 238 首；非汤剂（丸、散剂等）《伤寒论》13 首，《金匮要略》56 首，共计 69 首。经方统计结果，见表 5–14。

表5–14　　　经方药物组成（$\bar{x}±s$）

组别	n	药味
汤剂	238	4.84±2.30
非汤剂	69	4.38±4.10
经方总	311	4.72±2.80

4. 标准重量单位计量药物经方

4.1 标准重量单位计量药物经方不同折算用量比较

经方共 46 首完全采用标准重量单位计量药物用量，按照考证的经方剂量"1 两 =13.8 克"折算的经方用量，远远大于按照习惯认为的"1 两 =3 克"用量。见表 5–15。

表5–15 标准重量单位计量药物经方药味、不同折算剂量比较($\bar{x} \pm s$)

组别	n	药味（味）	单味药用量（克）	用量（克）
经方大剂量	46	4.04 ± 2.55	46.73 ± 34.02	175.73 ± 135.40
经方小剂量	46	4.04 ± 2.55	10.16 ± 7.40[*]	38.20 ± 29.43[*]

注：*P<0.05，与经方大剂量比较。

4.2 《伤寒论》《金匮要略》标准重量单位计量药物经方比较《伤寒论》18 首，平均 4.00 ± 2.91 味 / 方，《金匮要略》28 首，平均 4.07 ± 2.34 味 / 方，结果表明：《伤寒论》《金匮要略》中标准重量单位计量药物处方药味组成无明显差异。按照 1 两折合 13.8 克与 1 两折合 3 克计算后《伤寒论》18 首标准重量单位计量药物处方用量分别平均为 147.39 ± 106.01 克 / 方、32.04 ± 23.05 克/方；《金匮要略》28 首标准重量单位计量药物处方，分别平均为 193.94 ± 150.33 克/方、42.16 ± 32.68 克/方。两种不同折算方法，《伤寒论》与《金匮要略》用量无明显差异。见表 5–16。

表5–16 《伤寒论》与《金匮要略》标准重量单位计量药物处方药味、用量比较（$\bar{x} \pm s$）

组别	n	药味（味）	大剂量折算（克）	小剂量折算（克）
伤寒方	18	4.00 ± 2.91	147.39 ± 106.01	32.04 ± 23.05
金匮方	28	4.07 ± 2.34	193.94 ± 150.33	42.16 ± 32.68

5.《伤寒论》《金匮要略》经方药味、用量比较

《伤寒论》汤剂平均 5.00 ± 2.33 味 / 方，《金匮要略》汤剂平均 4.67 ± 2.25 味 / 方，可以看出，《伤寒论》《金匮要略》中的汤剂药味组成无明显差异，见表 5-17。按照考证的经方剂量 1 两折合今之 13.8 克计算，《伤寒论》汤剂用量 199.33 ± 122.25 克 / 方，《金匮要略》汤剂用量 252.97 ± 163.83 克 / 方，《伤寒论》汤剂用量较《金匮要略》汤剂用量为轻；按照习惯认为的 1 两折合 3 克计算，《伤寒论》方剂用量亦较《金匮要略》方剂用量轻。见表 5-18。

表5-17 《伤寒论》与《金匮要略》汤剂药物组成比较（$\bar{x} \pm s$）

组别	n	药味数（味）
伤寒方	95	5.00 ± 2.33
金匮方	126	4.67 ± 2.25

表5-18 《伤寒论》与《金匮要略》汤剂不同折算用量比较（$\bar{x} \pm s$）

组别	n	小剂量折算（克）	大剂量折算（克）
伤寒方	92	81.08 ± 65.60	199.33 ± 122.25
金匮方	113	110.23 ± 103.90*	252.97 ± 163.83*

注：* $P < 0.05$，与伤寒方组比较。

6. 不同折算剂量经方与当今临床处方组成、用量的比较

当今临床处方药物数量较经方药味明显增加，是经方药味的 3 倍之多。见表 5-19。按照考证 1 两折合 13.8 克计算，经方用量与当今临床处方平均用量无明显差异，单味药物用量比较，当今临床处方平均用量明显减小；按照习惯认为的 1 两折合 3 克计算，经方平均用量明显小于当今临床处方用量，但经方单味药物平均用量仍较当今临床处方平均单味药物用量大。

见表 5-20。

表5-19　　　当今临床处方与经方药味比较（x̄±s）

组别	n	药味数（味）
经方	238	4.84 ± 2.30
当今临床处方	3509	15.52 ± 4.16*

注：* P＜0.05，与经方比较。

表5-20　　　当今临床处方与经方不同折算用量比较（x̄±s）

组别	n	单味药用量（克）	用量（克）
经方大剂量	205	47.05 ± 27.18#	228.90 ± 148.72#
经方小剂量	205	20.48 ± 19.09*	97.15 ± 89.77*
当今临床处方	3509	15.27 ± 5.43*#	234.54 ± 87.58#

注：* P＜0.05，与经方大剂量比较；#P＜0.05，与经方小剂量比较。

7. 不同折算剂量经方与不同地区处方药味、用量比较

不同地区处方用药差异较大，河南处方用药较北京、上海处方用药少，上海处方用药多，三地区平均用药均在 14 味以上，与经方药味相比用药明显增多。见表 5-21。不同地区河南、上海、北京三个医院的处方用量比较均有差异，北京处方用量与河南、上海处方用量比较则显得较小，上海用药多、量大。与按照考证的经方剂量 1 两折合 13.8 克计算的经方用量相比，河南处方用量与经方用量差异不明显，北京处方较经方量小，上海处方用量较大；与 1 两折合 3 克计算后经方用量比较，则经方用量明显偏小。见表 5-22。

应、聚合反应、缩合反应等都有可能在这个系统内发生。这些反应可以改变一味或数味中药原来的性质。宋代科学家沈括在《良方自序》中早就说过这样的话："药之单用为易知，药之复用为难知，世之处方者，以一药为足，又以众药益之。殊不知药之有相使者，相反者，有相合而性易者，方书虽有使、佐、畏、恶之性，而古人所未言，人情所不测者，庸可尽哉！"就对中药复方的复杂性有所认识，指出药物过多只能互相牵制，组方配伍无规律，影响疗效。

中药处方药味应当仔细推敲，借鉴经方的组方配伍典范，结合自己的实践经验巧妙配伍，而不是常见处方取功效相同的药物多味叠加。要做到既能收到很好的疗效，又尽量简捷。因此，我们可以经方剂量研究为突破口，强调合理配伍，并进一步通过药理学研究来发扬光大中医药事业。

5. 不同折算剂量经方与现代处方比较

从不同折算剂量经方与当今处方用量比较可以看出，无论何种折算，经方单味药用量明显大于当今处方用量。从其组方药味少似乎可以理解，药少量大，也符合当时的药物疗病认识，即"药不瞑眩，厥疾弗瘳"。充分体现了经方的组方"药少量大"特点，即组方药味少，单味药用量大，反映了仲景用药"精专力宏"。古人对经方的精专力宏早有认识，宋·寇宗奭在《本草衍义》中说："今人用古方多不效者何也？不知古人之意耳。如仲景治胸痹，心中痞满，逆气抢心，用治（理）中汤，人参、术、干姜、甘草，四物共一十二两，水八升，煮取三升，每服一升，日三服，以知为度；或作丸，须鸡子黄大，皆奇效。今人以一丸如杨梅许服之，病既不去，乃曰药不神。非药之罪，用药者之罪也"。认为今人（宋人）经方用药量小而无效，学习经方，不仅应知古人意，注意组方、配伍法度，也应注意经方用量。

现代处方药多量小、组方随意性大，现代处方正是由于同类药的竞逐而上，导致单味药用量的减少，而处方的配伍则显得不那么严谨，处方的随意性较大，同类药的可选择性增大，药味繁多，配伍层次复杂，与经方的药味精专力宏相比，辨证用药的针对性下降，导致临床疗效的下降。

6. 不同折算剂量经方与不同地区处方比较

根据现代药物作用理论，临证不仅需要辨证精准，选方确切，且对用药剂量，亦必恰当，药物发挥作用需要达到合适的血药浓度，如用量过低，即药不胜病，难收预期效果，过大则药过于病，易发生意外。

经方立法严谨，药味较少，当今临床处方则药味较多。按照 1 两折合 13.8 克计算，经方"一剂方剂中所有药物总量与目前常用量相似"。不同地区河南、上海、北京三个医院的处方用量比较均有差异，北京处方用量与河南、上海处方用量比较则显得较小，上海处方用药味多、量大；与考证的东汉度量衡古今折算后经方用量相比，河南处方与经方用量差异不明显，北京处方较经方量小，上海处方用量较大。正常的思维，用药药味增多，导致用量增加。上海处方较大，与其药味较多一致，这也说明药量和药味增加呈正相关；北京药味较河南稍多，药量却较河南稍小，考虑这可能与当地整体中医用药习惯有关，另外也可能与样本例数较小有关。如果进一步增加样本例数，扩大调查范围，在全国地区抽取不同医院处方，随机、多中心地进一步深入扩大研究，可能对总结该地区、全国中医处方现状提供帮助，从而对于临床组方用药提供参考；也对《药典》中药物剂量适用范围提供验证及参考。撇开药味不谈，可以看出，中医处方比较灵活，组方、用药地区差异大。一方面说明中医处方用药讲究"因地制宜"；另一方面也说明中医学源远流长，其用法用量亦是口传心授，多是经验相传，药物用量差异性较大。虽然《中药学》教材、《药典》等中药权威性著作，对临床常用中药的常规用量均规定了一个大致相同的衡定标准，以冀提高中药处方应用的准确性，但按照东汉度量衡与当今度量衡进行古今折算，以经方的组方药味数量平均，单味药用量在40克左右，与《药典》规定的大多数药物用量存在较大偏差，大部分剂量超出《药典》规定用量的上限，这也正是经方剂量折算存在争议的问题关键。按照考证的东汉度量衡折算，此折算剂量可能符合经方原貌，但依据此折算标准，《药典》用量对于经方用量来说显得实用性、指导性不强。这与上面所谈到的当今处方药味增多面临床疗效不高，经方寥寥几味却有明显疗效对比，颇值得深入思考、研究。我们知道，药物剂量亦是取效的关键，经方的药少可能存在其药味精专力宏（量大），当今临床处方的药味增多，可能存在同类药物竞逐而上、单味药量下降的差异，从经方与当今处方用药、用量差异来看，中医药的规范如何与辨证论治结合、能否体现疗效值得深入研究。

值得思考的是，从经方的药味少、用量大到当今处方的药味多、单味药量小，处方总量差异不大的演变。我们知道经方1700多年来经久不衰，其组方、用药、用量都值得学习。与当今处方相比，经方组方严谨，配伍法度比较严格，某病须要一定效果的某药，往往专任者多，所以一方的药味较少而每味药的剂量重。而当今处方则显得欠缺，单纯从功效出发选药，忽视了传统中药的四气五味等理论，同类功效药物的鉴别应用不太讲究，药物的可替代性、随意性较大，同类药物竞逐而上。当然，其他因素亦有诸如对药物毒性的认识深入、国家《药典》和教材规定的参考用量的局限等。

经方为后世治疗学提供了法则，其作为经典之方，传承。发展生生不息，靠的是确切的临床疗效。一方面，经方体现了辨证施治，组方法度严谨，配伍层次清晰；另一方面，经方用量也是决定疗效的关键因素之一。中医界有"剂量是中医不传之秘"之说。因此，对于经方的继承、学习，不仅体现在辨证论治的继承，而且更多的是对于经方用药处方的继承，这也正是中医传承的关键。由于张仲景为东汉末年人，距今1700多年，历代度量衡多有变化。不同时代、不同师传的医生，其用药剂量也有明显差别，故对剂量的掌握，往往发生偏差，无法确定正确的剂量、比例。导致中医界对于经方所用药物剂量折算问题，长久以来存在着不同看法。虽经许多学者的探索，至今悬而未决，这对精确地运用和掌握经方，当为一个重要的问题。《伤寒杂病论》方的剂量1两折合今之13.8克，这是历史的史实。科学的态度是如实再现其原貌。如果把《伤寒杂病论》方剂量的史实与其剂量是否适用于今人的疑虑，及个人的使用习惯相混淆，结果只会是以主观的臆测取代了史实的考证。当今临床中医处方与经方比较，药味增多、单味药量减小。我们更多的应该是对这种变化的思考，对经方、今方配伍组方法度差异的思考。

因此，对于经方用量我们应科学地对待，既要注重经方用药剂量的继承，又要切合当今的实际。记得彭恒式谈科学研究与创新时，曾引用爱因斯坦的一句话说："纯粹的逻辑思维不能给我们关于经验世界的知识；一切关于实在的知识都是从经验开始，又终结于经验"。经方历经近两千年来经久不衰，对经方剂量"复古行为"的价值应该在疗效上体现出来。如果国家加大人力、物力、财力的投入，应用现代数、理、化、生等基础学科的科技知识，对经方中的药物及其剂量问题进行系统研究，弥补中药微观认识上的不足，或许能在中医发展的摸索中找到一个突破口。

7. 考证所得经方剂量 1 两折合 13.8 克符合经方药物组成配伍及用量比例

从经方及其与当今处方比较分析可以看出，考证的经方剂量 1 两折合 13.8 克符合经方药物组成及用量比例；按照 1 两折合 3 克分析经方，显然不符合经方组方药物用量比例。这也正是许多医家认为的经方剂量折算按照现在教材上讲的 1 两折合 3 克显得较小的原因。然而，按照考证的经方剂量折算则于今之临床中药用量来讲颇显冲突，因此，造成长久以来经方剂量悬而未决，也一定程度上限制了对经方剂量客观事实的科学分析，从而主观臆测经方剂量。考证的经方剂量折算 1 两折合 13.8 克符合东汉度量衡事实，反映当时经方用量原貌，我们从经方组成及药物用量方面的研究表明，此考证符合经方剂量事实。

三、不同折算剂量经方量效毒实验研究

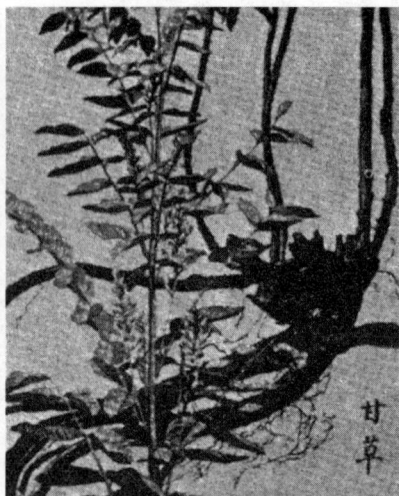

甘草

中药剂量或称用量，是依据传统经验为达到一定治疗作用所应用的药量。理想的剂量要求有最好、最大的疗效，最小的不良反应。由以上研究可知，考证的经方剂量"1两折合13.8克"与习惯认为的"1两折合3克"相差近5倍。

按照考证的经方剂量折算标准计算，经方药物剂量与目前国家颁布的《药典》规定量有很大差距，如大黄、半夏、附子、麻黄等很多中药在经方中剂量都远远超出《药典》规定剂量的上限，《药典》规定的中药剂量与经方中药物剂量形成巨大的反差。现代临床用药剂量渐趋增大的趋势反映了对经方药物剂量的传承。然而，限于《药典》规定的安全范围，经方药物用量则属超量应用。《药典》标准从何而来，其也是参考了现代药学的研究成果，其用量参考范围很多也源于习惯认为的经方

剂量 1 两折合 3 克的折算。可见这一标准影响深远，导致了药典标准与临床实际用量的严重脱节。如何使方剂的药物能达到最佳的有效量同时又是最小的中毒量或无毒量，古人在长期的医疗实践中积累了丰富经验。如用药强调"药不瞑眩，厥疾弗瘳"、"有故无殒，亦无殒也"、"以知为度"等。

量效密切相关，但量毒也紧密相连，经方剂量一旦随着折算标准而增大，就不可避免要考虑其安全性。而且，随着现代有关临床中药毒副反应、不良反应报道的增多，中药的安全性日益受到关注，此时，提出经方剂量 1 两折合 13.8 克似乎显得更不合时宜。因此，加强经方的毒理、安全性研究也很有必要。

中医学从来不回避药物本身可能导致一些不良反应，"是药三分毒"的描述说明在很早以前中医就认识到了药物不良反应。目前，中药临床应用中的毒性反应时有发生，使中药应用受到一定的影响，尤其是在中医药国际化的大环境下，更应引起广泛关注。《伤寒杂病论》中许多经方都是经过数百年的临床实践验证，其精当的配伍和剂量充分利用了药物之间的相互作用，提高了药物疗效，减低了不良反应发生的强度与频率。经方剂量折算问题的揭秘，不仅有助于经方在临床上的应用，更有利于促进经方药理学研究，为经方应用提供更多的实验依据。

随着科学发展，经方实验研究开展日益增多，我们不用再局限于古人的模糊经验，可以通过实验研究直观地认识经方不同剂量折算标准的疗效及安全性。

因此，通过实验研究的方法进行药效学、毒理学研究，比较不同折算标准经方剂量药效及毒理，推定安全、有效的剂量折算标准，势必为经方剂量的现代确定提供了有益的实证。

从一些经方的毒性实验可以看出，许多经方经动物实验表明其毒副作用剂量较大，临床应用相对比较安全。如四逆汤急性、亚急性毒性实验研究提示：长期给予大剂量（临床给药日剂量的 50 倍）四逆汤煎剂和片剂对大鼠肝肾功能无显著影响；四逆汤煎剂的最大耐受量 >222.00 克生药 / 千克，相当于临床给药日剂量的 50.3 倍。四逆汤片剂的最大耐受量 >8.50 克生药/千克，相当于临床给药日剂量的 33.5 倍。另外有研究表明四逆汤表观半衰期较附子短，考虑能否解释为附子加干姜、甘草后不易中毒，此有待进一步研究。

桂枝汤作为《伤寒论》开篇第一方，为解肌发表，调和营卫的代表方。观察桂枝汤对小鼠急性半数致死量，腹腔注射桂枝汤煎剂后 72 小时的 LD50 为 15 ± 1.0 毫升/千克，折合生药为 28.125 ± 1.875 克 / 千克。10 分钟内经耳缘静脉给家兔注射 15 克 / 千克桂枝汤煎剂，未见明显毒性反应。另有报道以桂枝汤 20 克 / 千克、40 克/千克、80 克 / 千克灌胃大鼠，连续 3 个月，对动物一般情况、体重增长、血象、血液生化指标及病理组织检查均未发现异常。

小青龙汤为温肺化饮之名方，不仅伤寒之病用之，痰饮之病亦可用之。急性毒性实验表明小青龙汤分煎组（4.79克生药/毫升）与合煎组（5.19克生药/毫升）灌胃给药7天，表明小青龙汤分煎与合煎的最大耐受量分别为191.6克生药/毫升、207.6生药/毫升，分别相当于成人用量的160倍和173倍。

小柴胡汤为少阳证之代表方，由于该方选药精当，配伍严谨，疗效确切，因此深受后世医家赞誉。日本报道小柴胡汤的不良反应可引起肺部疾患，长期服用可引起严重副作用。有研究者对其进行了小鼠最大耐受量的测定表明，小白鼠最大耐受量>180克/千克/日，相当于成人用量（1.66克/千克/日）的109倍以上。在对小柴胡汤慢性毒性的实验研究中，观察到动物的一般情况，如体重、饮食量与对照组相似，主要脏器的肉眼和组织活检未见异常变化。

柴胡桂枝汤始载于《伤寒论》。由柴胡、桂枝、黄芩、甘草、半夏、芍药、大枣、生姜组成，系由小柴胡汤合桂枝汤各取半量而成。《伤寒论》云："伤寒六七日，发热微恶寒，肢节烦疼，微呕，心下支结，外证未去者，柴胡加桂枝汤主之"。此方常用于主治太阳、少阳合病的发热恶寒、肢体疼痛等症。对柴胡桂枝汤进行的亚急性毒性测定表明本药毒性较小，给大鼠连续灌胃4周，对其生长发育，肝、脾、肾、肾上腺、胸腺的重量均无明显影响。且电镜与生化测定表明，柴胡桂枝汤对肝脏蛋白含量。葡萄糖－6－磷酸酶、琥珀酸胞嘧啶还原酶及NADH胞嘧啶还原酶的活性也均无影响。

吴茱萸汤为温中止呕的代表方，现代药理研究表明具有镇吐、镇痛、止泻、抗胃溃疡及抑制胃运动的作用。吴茱萸汤的急性毒性实验研究采用加权线性回归法（Bliss 法）计算腹腔注射的 LD50。结果吴茱萸汤的 LD50 为 53.4 克/千克。

附子汤始见于《伤寒论·辨少阴病脉证并治》"附子二枚（炮，去皮，破八片），茯苓三两，人参二两，白术四两，芍药三两"。主治"少阴病，得之一二日，口中和，其背恶寒者"及"身体痛，手足寒，骨节痛，脉沉者"。附子汤的急性毒性实验显示：小鼠附子汤水煎剂的最大耐受量 >120 克/千克体重，相当于拟临床给药量的 44 倍；附子汤水煎醇沉剂的 LD50 为 109.24 克/千克体重，LD50 的 95% 可信限为 90.79 ~ 131.45 克/千克体重，相当于临床给药剂量的 33 ~ 48 倍。

葛根芩连汤亚急性毒性试验相当于 5 千克的小儿一次剂量的 200 倍，连续给药 15 天，小鼠给药前后活动、食欲、皮毛、粪便均无异常。组织学检查，给药组心、肝、肾组织结构均无特殊变化。

急性毒性实验表明四逆散煎剂小鼠口服 LD50 为 413 克/千克，水提醇沉液小鼠腹腔给药 LDSO 为 122.8 克/千克。亚急性毒性实验研究用 15 克/千克四逆散煎剂灌胃给药，1 日 1 次，连续 20 天，观察到大鼠体重、肝功能、肾功能未见明显影响。

半夏泻心汤急性和亚急性毒性实验表明，半夏泻心汤的口服 LD50 在 8 克/千克以上，给药 5 周后大鼠未出现死亡，血液生化学、病理学检查均未见与半夏泻心汤有关的异常改变。

甘麦大枣汤小鼠灌胃给药有报道为 LD50>80 克/千克，也有报道为 LD50 = 75.8 克/千克/次 ×2。长期毒性实验证实无毒性反应出现。

葛根汤毒理实验发现，小鼠 2.5 克/千克经口服连续用药未见毒性及不良反应，其给予小鼠用药量相当于成人用量的 17 倍，说明本方口服的安全范围较大。

酸枣仁汤剂毒性实验研究给小鼠灌胃 0.25 毫升/10 克（含 0.5 克生药/ 10 克），按此剂量折算合每公斤小鼠用药 50 克，结果小鼠无死亡现象，脾脏、肺脏、心脏均无任何异常表现。

实验一 不同折算剂量桂枝汤对酵母致大鼠发热模型的影响

材料和方法

1. 材料

1.1 中药制剂

桂枝汤（由桂枝、白芍、炙甘草、生姜、大枣等组成）水煎浓缩至1克/毫升温悬液，由北京中医药大学东直门医院重点实验室配制。所用药材购于同仁堂，桂枝汤剂量按《伤寒论》中的桂枝三两（去皮）、芍药三两、甘草二两（炙）、生姜三两（切）、大枣十二枚，桂枝汤大剂量组按照考证的经方剂量折算标准计算，即1两折合今之13.8克；桂枝汤小剂量组则参考习惯认为的1两折合今之3克计算。参考《伤寒论》煎取汤剂（上五味，㕮咀三味，以水七升，微火煮取三升，去滓，适寒温，服一升），自来水浸泡40分钟，第1遍煎煮时加7倍的水，第二遍加5倍的水。每次煎煮后，保持微沸30分钟。合并二次煎液，水浴浓缩，4℃冰箱保存，临用时配制。

1.2　试剂

活性酵母，广州丹宝利酵母有限公司，批号：20020110。干酵母稀释于蒸馏水，配制成20%酵母悬液，临用时配制。

1.3　主要仪器设备

德国勃朗红外线体温计，国药管械（进）字99第0075号。

1.4　动物

Wistar大鼠，雄性，体重220 ± 20克，维通利华实验技术有限公司提供，合格证号SCXX（京）2002-2003。动物适应实验室环境及模拟实验操作（抓握，灌胃，测温等）1周，期间实验室按昼夜节律照明，实验室温度控制在22 ± 2℃。室温控制在20 ± 2℃。

2. 方法

2.1　实验分组及处理

大鼠每日测量体温（耳温）2次，连续3日，取六次体温的平均值记为基础体温。单次体温超过38.3℃或2次体温超过0.5℃的动物剔除不用，取两次体温的平均值记为基础体温。选取基础体温（37.5±0.5）℃的大鼠，随机分为四组，即正常对照组、模型组、模型＋桂枝汤大剂量组、模型＋桂枝汤小剂量组，每组10只。

2.2 观察指标和测定方法

2.2.1 各组体温变化

实验前6小时禁食不禁水。正常对照组大鼠颈部以下的背部皮下注射生理盐水10毫升/千克；模型组和模型＋桂枝汤大、小剂量组大鼠分别在大鼠颈部以下的背部皮下注射20%酵母悬液10毫升/千克，按摩注射部位以使悬浮液在皮肤下扩散。造模同时桂枝汤大、小剂量组分别灌胃7克/千克、1.5克/千克体重（相当于人临床等效剂量），正常组和模型组给予同体积蒸馏水（7毫升/千克）。注射酵母悬液3.5小时后测体温，并重复给药1次，第二次灌胃给药后每1小时后测1次体温，连续监测5小时。

2.2.2 生化指标

血清肿瘤坏死因子α（TNF-α）、白细胞介素1（IL-1）；血浆及下丘脑组织前列腺素E_2（PGE_2）测定。北京东直门医院核医学科采用放免法检测上述指标。

3. 统计学分析

各组数据均以均数±标准差($\bar{x}±s$)表示，多组数据采用方差分析(one way ANOVA)检验。全部数据使用SPSS11.0统计软件处理。

结　果

1. 酵母致发热大鼠体温变化及不同折算剂量桂枝汤的影响

模型组、小剂量组、大剂量组大鼠颈背部皮下注射酵母造模后 3.5 小时各组体温有增高趋势，但没有明显差异，与空白组亦无显著差异，但明显呈增高趋势；4.5 小时时各造模组与空白组比较体温明显升高；后体温持续升高至 5.5 小时；6.5 小时时模型组体温升高较桂枝汤大剂量组明显；7.5 小时桂枝汤组较模型组体温下降；8.5 小时桂枝汤大剂量组体温基本接近正常，与空白组无差异；桂枝汤小剂量组与空白组、大剂量组有差异，提示虽然桂枝汤小剂量有解热作用，但其作用没有桂枝汤大剂量明显（P＜0.05）。见图 5-1。与空白组比较，几乎所有大鼠在皮下注射酵母后约 3.5 小时左右，体温开始持续升高，但幅度不大，随后体温继续升高。4.5 小时左右体温升高超过 0.8℃，5.5 小时左右升高超过 1℃，体温达到峰值。在 3.5 ～ 5.5 小时阶段，体温呈缓慢上升趋势，灌服桂枝汤后体温较之酵母致热模型组为低，6.5 小时（即药后 3 小时）左右体温逐渐下降，桂枝汤剂量组呈持续解热作用，药后 5 小时左右，与模型组及按照 1 两折合 3 克计算的桂枝汤小剂量组比较，按照考证的 1 两折合 13.8 克计算的桂枝汤大剂量组出现明显解热作用。与模型组比较，桂枝汤对酵母致发热大鼠体温升高有显著的下调作用，给药后体温与模型组比较均有显著性差异，提示桂枝汤有解热作用。与枝枝汤小剂量比较，桂枝汤大剂量解热效果明显，酵母致发热大鼠体温趋于正常体温。

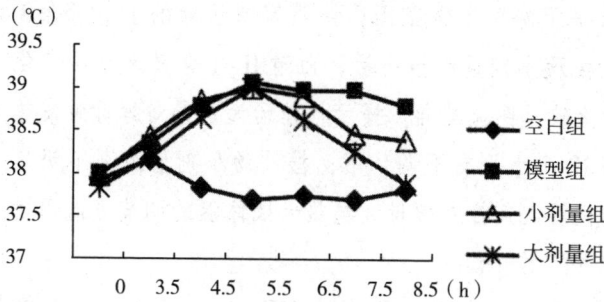

图5-1 各组体温变化

2.酵母致发热大鼠血清IL-1、TNF-α，血浆、下丘脑 PGE$_2$ 比较及不同折算剂量桂枝汤对其影响

酵母致发热模型组大鼠血清IL-1、TNFα，血浆 PGE$_2$、下丘脑 PGE$_2$ 水平明显升高；桂枝汤大剂量组较小剂量组降低血清IL-1、血浆 PGE$_2$、下丘脑 PGE$_2$ 水平明显。见表 5-23。

表5-23 血清IL-1、TNFα，血浆、下丘脑PGE$_2$比较（$\bar{x} \pm s$）

组别	IL-1 (ng/ml)	TNFα (pg/ml)	血浆PGE$_2$ (pg/ml)	下丘脑PGE$_2$ (pg/ml)
空白组	0.21 ± 0.01	1.22 ± 0.18	36.62 ± 5.71	38.28 ± 1.82
模型组	0.28 ± 0.02#	1.67 ± 0.24#	52.84 ± 5.63#	51.82 ± 1.01#
小剂量组	0.24 ± 0.03#	1.39 ± 0.12#	41.61 ± 4.50#*	39.97 ± 1.69#*
大剂量组	0.22 ± 0.02*	1.33 ± 0.05*	38.43 ± 5.19*	38.86 ± 1.43*

注：#P<0.05与空白组比较，*P<0.05与模型组比较。

2.1 酵母致发热大鼠血清IL-1变化及不同折算剂量桂枝汤的影响

有许多证据表明，IL-1可诱发动物高热。本实验结果表明，与空白对照组比较，酵母致发热大鼠血清IL-l含量明显升高，提示IL-l与体温升高有关；按照考证的1两折合13.8

克折算的桂枝汤大剂量组治疗后，与模型组比较，升高的血清 IL-1 水平下降至正常范围；按照习惯认为的 1 两折合 3 克计算的桂枝汤小剂量组给药后，血清 IL-1 含量无明显变化，与模型组比较无明显差异。提示桂枝汤大剂量对酵母致发热大鼠血清高 IL-1 水平有下调作用；桂枝汤小剂量组则不明显。因此，桂枝汤大剂量对酵母致发热大鼠体温的调节可能通过下调 IL-1 水平起作用。

2.2 酵母致发热大鼠血清 TNF-α 变化及不同折算剂量桂枝汤的影响

酵母致发热大鼠血清 TNF-α 含量明显增高，给药后，桂枝汤治疗组血清 TNF-α 含量下调接近正常水平；提示桂枝汤可能通过调节血清细胞因子 TNF-α 含量而起到对酵母致发热大鼠的解热作用。

2.3 酵母致发热大鼠血浆 PGE_2 变化及不同折算剂量桂枝汤的影响

与空白组比较，酵母致发热模型组大鼠血浆 PGE_2 含量升高明显；桂枝汤治疗后，升高的血浆 PGE_2 水平均有下调，桂枝汤大剂量组下调明显，接近正常水平，与模型组比较有显著差异；桂枝汤小剂量组对血浆 PGE_2 水平下调幅度较小，虽然与模型组比较亦有差异，但仍高于正常水平，与空白组比较，有显著差异。

2.4 酵母性发热大鼠下丘脑 PGE_2 变化及不同折算剂量桂枝汤的影响

与空白组比较，酵母性发热模型组大鼠下丘脑 PGE_2 含量升高明显；桂枝汤治疗后，升高的下丘脑 PGE_2 水平均有下调，按照考证的 1 两折合 13.8 克计算的桂枝汤大剂量组下调明显，接近正常水平，与模型组比较有显著差异；按照习惯认为的 1 两折合 3 克计算的桂枝汤小剂量组对下丘脑 PGE_2 水平下调幅度较小，虽然与模型组比较亦有差异，但仍高于正常水平，与空白组比较，有显著差异。桂枝汤大剂量对酵母诱导发热大鼠下丘脑中异常增高的 PGE_2 含量有显著的降低作用。

目前普遍认为，下丘脑内的 PGE_2 是发热的主要中枢介质。近年从 PGE_2 受体水平的研究结果进一步证实了 PGE_2 在发热中起着非常重要的中介作用。还有认为外周的 PGE_2 能通过血脑屏障（BBB）直接入脑，刺激下丘脑细胞而引起体温的变化。PGE_2 作为最后的内源性致热原，兴奋中枢神经系统 CNS 而诱导发热。研究发现，小剂量 PGE_2 外周给药可通过血脑屏障而最后引起发热。还有认为引起发热的 PGE_2 来源于脑血管及柔脑膜。

总之，许多研究都认为 PGE_2 与发热关系密切，PGE_2 含量水平升高与发热直接相关。桂枝汤大剂量对酵母致发热大鼠下丘脑中异常增高的 PGE_2 含量有显著的降低作用，可见类似报道，如方剑乔通过实验表明通过降低 PGE_2 水平可以对发热大鼠起到解热作用。我们的结果提示：桂枝汤大剂量不但降低酵母致发热模型大鼠脑内 PGE_2 的水平，而且还显著降低其外周血 PGE_2 的含量，从而对酵母致发热模型大鼠起到解热作用。

讨　论

桂枝汤"为仲景群方之冠，乃滋阴和阳，调和营卫，解肌发汗之总方也"。药虽五味，结构严谨，发中有补，散中有收，邪正兼顾，阴阳并调，体现了经方组方配伍法度之谨严、巧妙，故而"外证得之，解肌和营卫；内证得之，化气调阴阳"。不同折算剂量桂枝汤实验研究表明：血清细胞因子 IL-1、TNF-α、血浆 PGE_2、下丘脑 PGE_2 与酵母致发热密切相关，具体表现为酵母致发热大鼠这些因子含量升高，可能系酵母颈背部注射后，大鼠体内这些因子、介质水平升高，从而介导发热反应。按照考证的经方剂量 1 两折合 13.8 克计算的桂枝汤大剂量组能够明显下调升高的 IL-1、PGE_2 水平而起到解热作用，下调升高的体温，接近正常组体温，较小剂量组、模型组作用明显（$P<0.05$）；按照习惯认为的 1 两折合 3 克计算的桂枝汤小剂量组解热作用不明显，体温仍高于正常组体温。可以看出，不同折算剂量桂枝汤药效差异明显，桂枝汤解热作用与剂量有关，桂枝汤小剂量组解热作用不明显，提示按照习惯认为的 1 两折合 3 克计算，桂枝汤作用不明显，从而在一定程度上说明按照考证的经方剂量 1 两折合 13.8 克计算，桂枝汤有较好的解热作用。从不同折算剂量桂枝汤药效实验研究实证了 1 两折合 13.8 克经方剂量折算标准的有效性。

考证经方剂量折算的增大，虽然符合经方剂量的事实，但还必须考虑随剂量增大是否会带来安全性问题，因为按照此剂量折算标准，经方用量明显超过《药典》规定范围。桂枝汤药理研究较多，但很少报道其安全性问题，因此，桂枝汤剂量折算标准的扩大，对于安全范围较广的大部分中药、方剂来说，还是比较安全的。

实验二　不同折算剂量四逆汤对放血致低血压状态大鼠的升压作用

材料和方法

1. 材料

1.1　中药制剂材料

四逆汤（由附子、干姜、炙甘草组成）水煎浓缩至 1 克/毫升混悬液，由北京中医药大学东直门医院配制。所用药材购于同仁堂，四逆汤按《伤寒论》中的甘草二两（炙）、干姜一两半、附子一枚，四逆汤大剂量组按照考证推定的经方剂量折算标准计算，即一两折合今之 13.8 克；四逆汤小剂量组参考习惯认为的 1 两折合今之 3 克计算。参考伤寒论煎取汤剂（上三味，以水三升，煮取一升二合，去滓）。自来水浸泡 40 分钟，第 1 遍煎煮时加 7 倍的水，第二遍加 5 倍的水。每次煎煮后，保持微沸 30 分钟。合并二次煎液，水浴浓缩至 1 毫升含原药材 1 克，4℃冰箱保存，临用时配制。四逆汤大剂量：按照人服剂量折算大鼠等效剂量，大鼠给药量约为 7.4 克/千克；四逆汤小剂量组：大剂量组为小剂量组的 4.6 倍（即考证的经方剂量 1 两折合 13.8 克和习惯认为的 1 两折合 3 克），则小剂量组灌胃给药量约为 1.6 克/千克。

1.2　试剂

20%乌拉坦，中国中医科学院中药所药理室配制。

2%肝素：中国中医科学院中药所药理室配制。

0.9％生理盐水：中国大冢制药有限公司生产，批号：419913。

1.3 主要仪器设备及实验器材

1.3.1 MP100A-CE 多导生理仪 BioPAC systems，InC，Santa Barbara，California.

1.3.2 器材：大鼠解剖器械一套，手术剪、眼科镊、眼科剪、止血钳、聚乙烯管（内径 1mm、0.5mm）；注射器（1毫升、5毫升、10毫升），三通输液器。

1.4 动物

雄性 Wistar 大鼠 40 只，合格证号 SCXX（京）2002-2003，体重 200～220 克，由维通利华实验动物中心提供。所有大鼠饲养条件一致，笼养，喂以大鼠标准饲料，自由摄食，摄水。饲养室室温为 20℃～22℃，相对湿度为 45%±10%，通风良好，实验前适应饲养一周。

2. 方法

2.1 实验分组及处理

实验动物在标准环境适应性饲养 7 天后，随机分为 4 组，每组 10 只，分别为生理盐水对照组（简称生理盐水组）；低血压模型组（简称模型组）；四逆汤小剂量组（简称小剂量组，经十二指肠灌服四逆汤 1.6 克/千克；四逆汤大剂量组（简称大剂量组，经十二指肠灌服四逆汤 7.4 克/千克。灌胃剂量相当于人的临床等效剂量。造模成功后开始灌服相应药液，生理盐水组、模型组灌服等体积蒸馏水（7.4 毫升/千克）。观察给药后 2 小时血压、心率变化。

2.2 大鼠低血压状态模型制备

2.2.1 十二指肠置管

腹部手术，在幽门下找出十二指肠；插入聚乙烯管于肠管中并固定于腹壁；留置供给药用。

2.2.2 大鼠颈动脉血压、心率监测

实验前大鼠禁食不禁水 12 小时，取 Wistar 大鼠 1 只，称重，20% 乌拉坦 0.6 毫升 /100 克腹腔注射麻醉；将大鼠背位固定于操作台上，一侧颈部、腿部局部去毛，消毒；一侧颈部切口，分离一侧颈总动脉；颈总动脉切口，插 PE50 聚乙烯动脉导管（以三通活塞连接多导生理记录仪上的压力、心率传感器）；观察血压、心率变化。

2.2.3 股动脉放血致低血压模型制备

局部一侧腿部去毛，消毒，切口；分离一侧股动脉；股动脉切口，一侧股动脉插入一根 PE50 聚乙烯管放血；监测血压、心率变化，待血压稳定在 50～60mmHg 30 分钟左右结扎止血。

2.3 观察指标和测定方法

血压、心率监测：描记正常颈动脉血压，股动脉放血，使平均动脉血压（舒张压 +1/3 脉压差）持续稳定在 50～60mmHg 30 分钟左右，肠道给药，观察 2 小时后血压、心率变化。

3. 统计学分析

所有实验数据以均数 ± 标准差（$\bar{x} \pm s$）表示，采用 SPSS11.0 软件做统计学处理，采用方差分析进行多组间比较。

结　果

1. 放血致低血压状态大鼠血压变化及不同折算剂量四逆汤的影响

放、止血后模型组、各给药组大鼠血压下降；给药后 2 小时，四逆汤给药组放血致低血压状态大鼠血压升高，大剂量组较小剂量组升压效果明显。见表 5-24。

表5-24　　平均动脉压（MBP）变化比较（x̄±s）

组别	基础MBP （mmHg）	放、止血后MBP （mmHg）	给药 2 小时后MBP （mmHg）
生理盐水组	99.07±3.13	99.95±3.11	99.70±2.83
模型组	99.77±3.34	58.90±1.97#	58.99±1.40#
小剂量组	99.50±3.49	58.24±1.70#	88.00±1.41#*
大剂量组	99.10±2.47	57.24±1.42#	95.97±1.23#*▲

注：# $P<0.05$ 与生理盐水组比较，* $P<0.05$ 与模型组比较，▲ $P<0.05$ 与小剂量组比较。

2. 放血致低血压状态大鼠心率变化及不同折算剂量四逆汤的影响

放、止血后模型组、各给药组心率减慢；给药后 2 小时，四逆汤大剂量对于放血致低血压状态大鼠有明显的加强心肌收缩，提高心率作用，见表 5-25。

表 5 –25　　　　心率变化比较（x̄±s）

组别	基础心率 （次/分）	放、止血后 （次/分）	给药后 2 小时 （次/分）
生理盐水组	338.50 ± 13.78	346.50 ± 13.66	339.10 ± 12.13
模型组	338.00 ± 9.87	288.30 ± 10.37[#]	282.80 ± 10.72[#]
小剂量组	340.70 ± 11.43	287.90 ± 10.35[#]	291.20 ± 5.12[#]
大剂量组	339.00 ± 12.26	283.60 ± 8.36[#]	330.90 ± 11.26[*▲]

注：# $P<0.05$ 与生理盐水组比较，* $P<0.05$ 与模型组比较，▲ $P<0.05$ 与小剂量组比较。

讨　论

四逆汤是《伤寒杂病论》中的著名方剂之一，由附子、干姜、炙甘草组成，为历版《药典》收载急救要方，具有回阳救逆之功效，用于阳虚欲绝、冷汗自出、四肢厥逆、下利清谷、脉微欲绝等症，在现代临床中应用广泛。

四逆汤中附子为君药，《伤寒杂病论》中，38 方次用附子，其中用量多在 1～3 枚，或 1～3 两。其中 24 方附子用量为一枚，根据实测的非标准重量单位计量药物折算，折合现今计量单位用量在 15～45 克不等；附子较大用量，如乌梅丸用六两、薏苡附子散用十枚。长久以来，由于附子含有乌头碱等毒性成分，后世对附子用量慎之又慎，其有效量和极量问题，临床一直无统一规定。因此，虽然《药典》参考应用剂量为 3～15 克，但临床中应用多少不一，有小量应用者，亦有超大剂量应用取效者。根据非标准重量单位计量药物实测结果，四道汤附子用量为 15～30 克，结合不同剂量剂量折算标准，进行四逆汤不同折算药效学实验研究表明：放血致低血压状态大鼠，血压下降，心率减慢。按照考证的经方剂量 1 两折合 13.8 克计算的四逆汤大剂量组，干预治疗后 2 小时血压逐渐回升，但还未达正常水平，提示放血致低血压状态大鼠，血容量不足是其主要问题。按照习惯认为的 1 两折合 3 克计算的四逆汤小剂量组，干预治疗后 2 小时血压无明显提升，与模型组比较无明显差异。与模型组、四逆汤小剂量组比较，四逆汤大剂量组可以提高低血压状态大鼠血压，提示四逆汤大剂量组对于放血致低血压状态大鼠有明显升压作用，提示四逆汤强心升压作用与剂量有关。

现代药理研究证实，附子有强心作用。四逆汤具有的改善心血管功能、增强血液循环、阻止休克朝不可逆方向发展等抗休克作用，虽然与附子强心作用有关，但并非全是其效应。拆方实验表明，单味附子的强心作用不及四逆汤，且可引起异位心律失常；单味甘草不能增加心脏收缩幅度，但有升压效应；单味干姜未显示任何有意义的生理效应，然附子加干姜却可使心肌收缩力增强，且作用明显，毒性下降。由三味中药组成的四逆汤，其强心升压作用明显优于各药组，尚可避免单味附子产生的异位心律失常。从现代药理研究成果证明了经方配伍的科学性、有效性。甘草在四逆汤中对附子解毒确有举足轻重的作用，四逆汤中乌头碱含量与方中甘草剂量呈高度负相关。干姜也有类似甘草的解毒作用，唯效力次之，干姜在四逆汤方中除"温中焦之阳而除里寒，助附子伸发阳气"外，还有一定的佐制作用，附子用量不宜小。附子的毒性成分应是其发挥广泛药效的重要物质基础。这与传统理论对"毒"的认识及

《伤寒杂病论》用毒（生附子）治急症的事实是吻合的。从一定程度上说明了古人"药不瞑眩，厥疾弗瘳"之说，也符合《内经》"有故无殒，亦无殒也"。因此，按照1两折合3克计算，则干姜用量4.5克，炙甘草用量6克，显得较小，与附子配伍不足以发挥其作用，实验研究亦表明此折算剂量四逆汤对放血致低血压大鼠血压、心率影响不大，无治疗作用。

四逆汤疗效呈剂量依赖性，唐朝枢报道如对于阻断肠系膜上动脉造成的原发性小肠缺血损伤性休克的家兔，给予四逆汤煎剂可缓解血压下降和减少腹腔渗出液，且持续给药组疗效优于一次给药组。陈玉生对戊巴比妥致低血压、低心输出量家兔静脉注射四逆汤，颈动脉压和心输出量明显提高，并可减轻对心率的抑制。四逆汤对抗心得安减慢心率的效应在一定范围内呈剂量依赖关系，即呈良好的正相关。杨辉实验发现，四逆汤有增加心输出量和增强心肌收缩力的作用，附子能显著增加心输出量，且在一定范围内，随着剂量的增加，其作用加强。

不同折算剂量四逆汤对放血致低血压大鼠的干预作用差异明显。按照经方剂量1两折合13.8克的大剂量组能够有效提高血压、心率，从而改善放血致低血压大鼠低血压、心率减慢状态，达到治疗效果。按照1两折合3克的小剂量组对放血致低血压大鼠的低血压、心率减慢状况无明显改善。实验结果表明，四逆汤治疗作用与剂量有关，虽然四逆汤组方配伍合理，但剂量也是起效关键。四逆汤药效学支持经方剂量按照1两折合13.8克的有效性。

小　结

经方不同剂量折算标准药效学实验研究表明：与习惯认为的经方剂量按照"1 两折合 3 克"折算的小剂量组比较，经方剂量按照考证的"1 两折合 13.8 克"折算的大剂量组药效作用明显，从实验研究角度比较证实了经方剂量折算标准的"1 两折合 13.8 克"有效性。当然，大剂量折算也相应带来药物安全性问题，即随着剂量增大，其安全性也成为一个值得考虑的问题。尤其是近年来有关中药毒副作用报道的增加，势必影响经方大剂量折算的认可。考证经方剂量折算标准的增大，虽然符合经方剂量的事实，但按照此剂量折算标准折算，经方用量明显超过《药典》规定范围。但是，以科学、客观的态度来讲，从认识经方剂量的原貌出发，经方剂量的真实性是一回事，而经方剂量是否适用于今人则是另外一回事。对于安全范围较广的大部分中药、方剂来说，经方大剂量折算还是比较安全的。如桂枝汤药理研究较多，但很少报道其安全性问题。其次，经方配伍的增效减毒也为经方大剂量折算提供了些许保障。如四逆汤，全方毒性比单味附子小得多。拆方研究证明，单味附子强心作用不够明显，干姜、甘草无强心作用，但合用后药理与毒理两方面都证实该方有增效减毒作用，说明经方组方合理，配伍必要。因此，对于许多安全范围较广的中药来说，基于久经实践、经方配伍，进行经方剂量的大剂量折算还是比较安全的。

第六章

结

语

一、研究结论

（一）历史度量衡沿革及医药计量变化的研究

汉瓦当"延年"

经方剂量自汉以降，随着历代度量衡变化，计量单位的不一致使得经方剂量与现今度量衡的折算关系一直是中医药领域悬而未决的问题，不仅历代医家见解不同，现代也缺少依据充分的科学性结论。结合现代度量衡学研究成果和经方剂量医书史籍记载，从客观、科学、实事求是的认识出发，考证推定经方剂量折算标准，即1两折合今之13.8克，1升折合今之200毫升。此结论符合经方剂量史实、符合经方时代的度量衡事实。

（二）经方非标准重量单位计量药物与标准重量单位计量药物不同折算剂量组方配伍平衡性比较

按照考证推定的经方剂量折算标准，即 1 两折合 13.8 克计算，经方中以枚、个、升等非标准重量单位计量药物与以不同折算剂量标准重量单位计量药物比较，组方君、臣、佐、使配伍合理；而按照习惯认为的折算方法，即 1 两折合 3 克计算，经方药物组方君、臣、佐、使配伍矛盾，有悖逻辑。

（三）经方不同折算剂量与当今临床处方比较

与经方组方药味比较，当今临床处方组方药味明显增加。按照习惯认为的经方剂量折算方法，即 1 两折合 3 克计算，经方用量明显小于当今临床处方用量。按照考证推定的经方剂量折算标准，即 1 两折合 13.8 克折算后，经方用量与当今临床处方用量比较差异不显著。

（四）不同剂量折算经方药效学实验研究

按照考证的经方剂量折算标准，即 1 两折合 13.8 克计算的桂枝汤大剂量能够下调酵母致发热大鼠体温，解热作用明显；而按照习惯认为的经方剂量折算方法，那 1 两折合 3 克折算的桂枝汤小剂量解热作用不明显。生化指标检测表明，桂枝汤大剂量的解热作用有其物质基础，其通过降低发热大鼠血中 IL-1、PGE_2，下丘脑中 PGE_2 含量而起到解热作用。而桂枝汤小剂量则对这些指标的影响不明显。

按照考证的经方剂量折算标准，即 1 两折合 13.8 克折算的四逆汤大剂量能够升高放血致低血压大鼠血压，提高心率；而按照习惯认为的经方剂量折算方法，即 1 两折合 3 克折算的四逆汤小剂量则升压、强心作用不明显。

总之，从文献考证，非标准重量单位计量药物与标准重量单位计量药物不同折算剂量组方配伍平衡性比较、经方及当今临床处方用药数量、剂量比较及实验研究实证等方面，我们试图客观、科学地研究经方剂量的实际折算。结果表明：结合现代度量衡学研究成果和医书史籍记载考证的经方剂量 1 两折合今之 13.8 克符合史实，经得起自然科学和实践的实证。而习惯认为的经方剂量 1 两折合今之 3 克，则显得偏小，它不符合经方时代度量衡计量的真实情况，与考古及度量衡研究成果矛盾。从实证研究方面也提示了经方剂量折算标准为 1 两折合 13.8 克的合理性。因此，经方剂量的折算应该是较大，而不是偏小，这也符合经方与当今临床处方的实际。

三、研究展望

通常说"剂量是中医不传之秘",其意义在于强调药物剂量的选择具有相当难度和灵活性。所以要深入开展临床中药学的研究,把探索中药有效剂量作为其中一个重要内容,把潜在的剂量规律找出来,建立科学的剂量规定,使中

汉瓦当"延年益寿"

药剂量的选定不再是"不传之秘",而是用之有理、用之有章、用之有效。经方作为研究中药剂量的有效切入点,经方剂量问题,不只是理论上去考证,而需要付诸实践去精确地研究。我们的研究只是从客观、科学的角度试图弄清经方剂量的事实,其根本目的还是想以此为切入点,对经方、当今中医组方进行对比、思考。今后应当继续借助现代科学的研究方法,深入研究经方剂量、组方法度,乃至当今处方剂量、组方、配伍问题。

（一）加大临床中医处方药物用量研究力度

中药多数具有多功能，不同功能的有效剂量不尽相同。附子回阳救逆与温中散寒常不是同一剂量；大黄清热解毒和荡涤通下也不是同一剂量。是否可设置多剂量范围呢？人的体质不同，对药物的耐受性亦不同，经方中在乌头煎的应用时记载："强人服七合，弱人服五合"；四逆汤"强人可大附子一枚"，一般人只服附子一枚；桂枝加大黄汤，一般人用大黄二两、芍药六两，脾胃虚弱之人，"设当行大黄、芍药者，宜减之"，芫花、大戟、甘遂等泻下作用极强的药物，体弱之人很难耐受，运用时需减半服。如十枣汤，"强人服一钱匕，羸人服半钱"。小儿用药更少，约为成人量的 1/4 ~ 1/3。如小青龙加石膏汤，"强人服一升，羸者减之，小儿服四合"。此外，凡病情缓急、病程新久、病位上下、证候虚实等不同，用药轻重都应有所调整。

经方用药精炼，主次分明，量大而味简，至今仍在临床广泛应用。我们的临床处方研究范围较小，今后可以进一步从经方到当今处方，多中心地扩大研究范围，全面、深入研究经方、当今处方组方规律。结合中医处方特点，如三因治宜、道地药材等，尽可能考虑这些方面，以中医药理论为指导，做到研究设计合理。

（二）从量效关系入手，加强经方实验研究

经方的科学性主要源于其确切疗效，经方已有近两千年

的应用历史，久经实践、筛选，今后应着重以量效关系为其切入点，深入探讨经方作用机制，扩大经方应用基础与依据。我们的研究一定程度上对现今习用的经方剂量折算即1两折合3克提出了质疑，并通过文献考证，结合考古学、度量衡研究成果，客观、科学地推定经方剂量折算标准，即1两折合13.8克的观点。与以前局限于单纯文献研究不同，我们从当今临床处方与经方比较、实验研究以及经方不同药物组方配伍平衡性等方面比较实证，结论较为可信，初步的研究结果支持我们的观点。当然，由于两种不同折算方法差异近四倍，虽然中药相对比较安全，许多方剂毒副作用较小，但是，涉及一些"有毒"的中药，剂量增大时应当考虑其安全性。在今后注重经方量效实验研究时，有必要增加毒理实验，使经方达到真正的有效安全。

总之，客观、科学地对待经方及其药物，挖掘经方组方配伍、用量内涵，促进中医处方组方科学有效的发展，提高临床疗效；研究经方剂量与当今度量衡折算标准，将会加深对中医组方法度、药物和配伍的认识，对于临床合理用药产生重要影响，特别在新药研发、临床实践中具有指导意义，将促进中医治疗学的发展和进步，并且对临床教学及《药典》用量的标准提供参考。

附

录

附录一　汉代剂量、经方剂量折算不同认识

汉代剂量	引用书籍	折合剂量（克）
一两	《伤寒论讲义》	3
	《方剂学》	3
	《中国度量衡史》	13.92
	《简明中医辞典》	13.92
	《中药大辞典》	13.92
	《中医名词术语选释》	13.92
	《汉语大词典》	13.75
	《伤寒论语释》《金匮要略语释》	6.96
	《中国古代度量衡图集》	15.6
	《中国科学技术史·度量衡卷》	13.8

附录二 经方剂量传承、沿革

历代医（书）籍	有关古方（经方）剂量记载
《伤寒杂病论》	东汉时期通行的度量衡单位，如铢、两、斤
《汉书·律历志》	以子谷秬黍中者……一龠容千二百黍，重十二铢，二十四铢为两，十六两为斤
《本草经集注》	古秤惟有铢两，而无分名。今则以十黍为一铢，六铢为一分，四分成一两，十六两为一斤。虽有子谷秬黍之制，从来均之已久，正尔依此用之
《晋书·律历志》《晋书·裴頠传》	医人人命之急，而称两不与古同，为害特重，宜因此改治权衡。药物轻重，分两乖互，所可伤夭，为害尤深。古寿考而今短折者，未必不由此也
《千金要方》	今之用药，定以三两为今一两、三升为今一升。世之妄者，乃谓古今之人大小有异，所以古人服药剂多，无稽之言，莫此为甚
《古今图书集成》	唐时权量是小大并行，太史、大常、太医用古
《唐六典》《旧唐书》《通典》《唐会要》	凡积秬黍为度量权衡者，调钟律、测晷景、合汤药及冠冕制用小升小两，自余公私用大升大两
《太平圣惠方》	削旧方之参差，合今时之行用
《太平惠民和剂局方》	铢两过差，制作多不依经。古方药味多以铢两，及用水皆言升数。今则加减合度，分两得中，削旧方之参差，合今时之行用
《圣济总录》	吴人以二两为一两，隋人以三两为一两。今以新法斤两为则

续 表

历代医（书）籍	有关古方（经方）剂量记载
《证类本草》	古秤皆复，今南秤是也。古方惟有仲景而已，涉今秤若用古秤，作汤测水为殊少，故知非复秤，悉用今者耳
《梦溪笔谈·辨证》	予考乐律及受诏改铸浑仪，求秦汉以前度量斗升，计六斗当今一斗七升九合；秤，三斤当今十三两（一斤当今四两三分两之一，一两当今六铢半）
《伤寒总病论》	古之三两，准今之一两，古之三升，今之一升
《类证活人书》	古之三两即今之一两也，二两即今之六钱半也。古之三升即今之一升也
《注解伤寒论》	云铢者，六铢为一分，即二钱半也，二十四铢为一两也。云三两者，即今之一两，二两即今之六钱半也
《伤寒图歌活人指掌》	伤寒方内，所载衡量，皆依汉制，与今之轻重浅深不同者，盖随时更变也
《普济方》	凡看古方类例，最是朝代沿革，升合为分两差殊。后之世人。既不知斤两升合之制。殊不知前世用汤药，剂虽大但日饮不过三数服，而且方用专一。今人治病，剂料虽薄，而类药竟进，每药数服。以古较今，岂不今反多乎
《丹溪心法附余》	仲景用药一方不过三五味，君臣佐使，主治引经和分两均有秩序，不像后世一方多至二三十味
《本草纲目》	今古异制，古之一两，今用一钱可也
《景岳全书》	古之一两为六钱
《医学源流论》	自三代至汉晋，升斗权衡虽有异国，以今较之，不过十分之二
《汤头歌诀》	大约古用一两今用一钱足矣

附录三　中国历代度量衡量值表

时代	年代（公元）	单位量值		
		一尺约合厘米数	一升约合毫升数	一斤约合克数
商	前16~11世纪			
战国	前475~前221			
（齐）			205	370/镒
（邹）			200	
（楚）			226	250
（魏）			225	306/镒
（赵）			175	251
（韩）			168	
（东周）		23.1	200	1213/孚
（燕）			1766/斛	251
（中山）			180	9788/石
（秦）		23.1	200	253
秦	前221~前207	23.1	200	253
西汉	前206~8	23.1	200	250
新莽	9~25	23.1	200	245
东汉	25~220	23.1	200	220
三国	220~265	24.2	200	220
晋	265~420	24.2	200	220
南北朝	420~589			
（南朝）		24.7	200	220
（北朝）		25.6（前期）30（后期）	300（前期）600（后期）	330（前期）660（前期）
隋	581~318	29.5	600（开皇）200（大业）	660（开皇）220（大业）
唐	618~907	30.6	600（大制）200（古制医药秤）	662~672（大制）200~222（古制医药秤）
宋	960~1279	31.4	702（大制）200（古制医药秤）	661（大制）200（古制医药秤）
元	1271~1368	35	1003	610
明	1368~1644	32	1035	596.8
清	1644~1911	32	1035	596.8
民国	1912~1949	33.3	1000	500
新中国	1949~	33.3	1000	500

参考文献

1. 陶弘景. 本草经集注. 北京：群联出版社，1955，33.

2. 李林甫等著. 唐六典·尚书户部. 北京：中华书局，1992，81.

3. 刘昫等撰. 旧唐书·食货志. 北京：中华书局，1975，2089.

4. 孙思邈撰. 千金要方. 北京：人民卫生出版社，1955，2~4.

5. 房玄龄等撰. 晋书（卷十六·志第六·律历上）. 北京：中华书局，490~493.

6. 唐慎微著. 证类本草. 合肥：安徽科学技术出版社，2002，14.

7. 太平惠民和剂局编. 太平惠民和剂局方. 北京：人民卫生出版社，1958，211.

8. 王怀隐撰. 太平圣惠方. 北京：人民卫生出版社，1982，29.

9. 沈括著. 梦溪笔谈（卷三）. 扬州：江苏广陵古籍刻印社，1997，23.

10. 庞安时著. 伤寒总病论. 北京：商务印书馆，1956，57.

11. 朱肱著. 类证活人书. 上海：商务印书馆，1955，95.

12. 成无己著. 注解伤寒论. 北京：人民卫生出版社，1972，6.

13. 吴恕著. 伤寒图歌活人指掌（卷四）.1615，7.

14. 龚廷贤撰. 寿世保元. 北京：人民卫生出版社，1993，68.

15. 方广辑. 丹溪心法附余. 北京：人民卫生出版社，1983，531.

16. 李时珍著. 本草纲目（校点本第一册）. 北京：人民卫生出版社，1975，53~57.

17. 朱橚等编. 普济方（第一册）. 北京：人民卫生出版社.1959，116~126.

18. 张介宾. 类经图翼. 北京：人民卫生出版社，1965，429.

19. 吴瑭. 吴鞠通医案. 北京：人民卫生出版社，1985，399.

20. 黄汝成. 日知录集释. 广州：广州述古堂重刻本，1869，5.

21. 张锡纯. 医学衷中参西录（上）. 石家庄：河北科学技术出版社，1985，55.

22. 章太炎. 章太炎医论. 北京：人民卫生出版社，1957，84.

23. 秦伯未. 清代名医医案精华. 上海：上海卫生出版社，1958，3.

24. 吴承洛. 中国度量衡史. 上海：上海书店，1984，111，211，221.

25. 喜多村直宽. 经方权量略说. 北京：中医古籍出版社，2003，9.

26. 丘光明，等. 中国科学技术史·度量衡卷. 北京：科学出版社，2001，37，217，231，236，246，249~250，253，287.

27. 柯雪帆. 现代中医药应用与研究大系·伤寒及金匮. 上海：上海中医药大学出版社，1995，133~145.

28. 丘光明. 中国历代度量衡考. 北京：科学出版社，1992，52.

29. 李培生. 伤寒论讲义. 上海：上海科学技术出版社，1985，228.

30. 陈奇. 中药药理研究方法学. 北京：人民卫生出版社，1993，425.

31. 浠水县卫生局. 伤寒总病论释评. 武汉：湖北科学技术出版社，1987，18，339.

32. 程先宽.《伤寒杂病论》方剂剂量折算标准研究. 北京中医药大学学报，2006.

33. 张志胜，等. 38496张中医处方的统计分析. 贵阳医学院学报，2000,25（2）：193~194.

34. 张小平. 4500张中医处方用药量分析. 黑龙江中医药，2004，3：47~48.

35. 陈晓红. 2003年我院中医处方用药量调查. 中医药临床杂志，2004，16（4）：356~357.

36. 姜翠敏，等. 上海市部分医院中医处方用药剂量调查. 中成药，2001，23（12）：907~909.

37. 刘筱嬛. 四逆汤片剂的毒性研究. 广东：中山大学中山医学院，2002.

38. 田安民. 桂枝汤药理作用的初步研究. 中成药, 1983, (3): 25.

39. 廖永清, 等. 小青龙汤分煎与合煎药理作用对比研究. 广东医学, 1999, 20 (11): 829 ~ 830.

40. 覃仁安. 90 年代以来小柴胡汤的药理研究新进展. 贵阳中医学院学报. 1995, 17 (1): 53~55.

41. 邵鸿娥, 等. 小柴胡汤加味对小鼠实验性肝损伤的保护作用. 山西医药杂志, 1995, 24 (3) 171~172.

42. 赵冬梅, 等. 吴茱萸汤配伍机制的研究. 世界科技研究与发展, 1999, (5): 46~50.

43. 李国英. 《伤寒论》附子汤复方环境下附子心毒性研究. 山东: 山东中医药大学, 2006.

44. 泰增祥. 葛根芩连汤药理与应用. 中成药, 1992, 14 (4): 38~39.

45. 朱奎, 等. 葛黄散的药理研究. 中成药, 1990, 12 (2): 28~29.

46. 龚传美. 四逆散的抗休克作用研究. 中药药理与临床, 1989, 5 (2): 1.

47. 峰松澄穗. 半夏泻心汤口服毒性的实验研究. 新药临床, 1994, 43 (8): 137.

48. 谢强敏. 甘麦大枣汤的药理研究. 中药药理与临床, 1992, 8 (6): 6.

49. 覃文才. 甘麦大枣汤的中枢抑制作用. 中药药理与临床. 1994, (5): 9.

50. 久保道德, 等. 葛根及其方剂的药理. 国外医药·植物药分册, 1993, 8 (4): 169~171.

51. 李沧海, 等. 发热大鼠脑组织 15- 羟基前列腺素脱氢酶活性的时相变化及桂枝汤的影响. 中国实验方剂学杂志, 2004, 10 (1): 22~25.

52. 唐朝枢. 四逆汤肠道给药对家兔实验性沙克的治疗作用. 中医杂

志，1982，（11）：73.

53.杨辉，等.四逆汤全方及拆方对心衰大鼠血液动力学影响的实验研究.新中医，2001，33（11）：75~76.